Mandy Falke

Als Mama Krebs bekam

Bibliografische Information der Deutschen Nationalbibliothek:
Die Deutsche Nationalbibliothek verzeichnet diese Publikation
in der Deutschen Nationalbibliografie; detaillierte bibliografische
Daten sind im Internet über http://dnb.dnb.de abrufbar.
© 2020 Mandy Falke
www.mandyfalke.de
Herstellung:
IngramSpark
Verlag:
Eigenverlag

ISBN: 978 - 3 - 949090 - 00 - 4

Um uns geht es in diesem Buch:

Mama

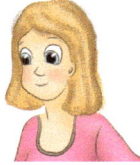

Das ist Mama. Sie hat wunderschöne Augen, ein großes Herz und ist an Krebs erkrankt.

Papa

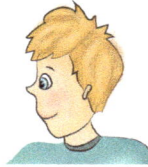

Papa mag gerne frische Äpfel direkt vom Baum. Er bemüht sich keine schlechte Laune zu bekommen, wenn er nachts auf Legosteine tritt.

Alice

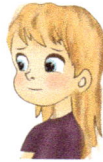

Alice ist die kleine Schwester von Oskar. Außerdem ist sie Puppenhausbesitzerin, Meerschweinchen-Liebhaberin und Memory-Spiel-Königin.

Oskar

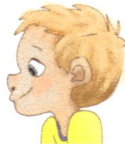

Oskar geht manchmal gerne zur Schule. Ansonsten mag er Fußball und schwimmen gehen. Alice mag er auch meistens.

Eule Eugenie

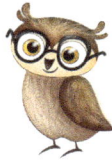

Eugenie ist eine braungefiederte Eule. Sie leistet als Psychologin im Tierreich hervorragende Arbeit.

Maulwurf Klaus

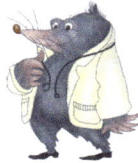

Der Maulwurf Klaus ist ein Arzt für all die Tiere, die auf dem Hof der Familie Adler leben.

Ameise Lutz

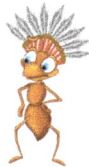

Lutz ist eine Mischung aus Pastor, Priester und Schamane. Er glaubt aber an eine höhere Macht, die uns helfen kann, wenn wir um Hilfe bitten.

Frosch Walter

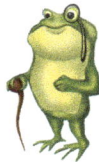

Walter kann nicht gut gucken. Deswegen hat er ein Monokel. Er kann aber gut springen und Geschichten erzählen.

Eigentlich konnte man hier schön leben. Es wurde im Sommer meist so warm, dass man mit dem Fahrrad ins Schwimmbad radeln konnte. Und im Winter schneite es manchmal, aber nicht so sehr, dass die Tür nach außen nicht mehr zu öffnen ging. Dies hatte Alice schon öfter in Trickfilmen gesehen: Dort lag meterhoch Schnee, durch den man Tunnel graben und aus dem man riesige Iglus aus Eisblöcken bauen konnte. So viel Schnee lag hier nie. Aber es war trotzdem ein schöner Ort. Das Dorf war umgeben von vielen Wäldern und es rankten sich viele Sagen darüber, was sich einst dort abgespielt haben sollte.

Alice und Oskar hörten sich gern diese Geschichten an. Geschichten von früher, in denen es noch Ritter und Burgen gab und in denen Prinzessinnen oft eine wichtige Rolle spielten. Meist erzählte Papa ihnen davon. Dieser hatte übrigens schon einige graue Haare und manchmal erzählte er im Witz, dass er diese Alice und Oskar zu verdanken habe. Witze machte ihr Papa in den letzten Tagen aber nicht mehr. Und er erzählte auch keine Geschichten mehr.

Eines Morgens, gestern um genau zu sein, ertappte Alice ihn sogar, wie er im Badezimmer auf dem Toilettendeckel saß und weinte. Da erschrak Alice, denn so kannte sie ihren Papa gar nicht. Und als er sie entdeckte, zuckte auch er zusammen und knallte Alice einfach die Tür vor der Nase zu. Die Erwachsenen sind ein bisschen komisch geworden, dachten die beiden Geschwister zuerst. Doch als sie auch nach drei ganzen Tagen immer noch so merkwürdig waren, waren die beiden verunsichert. „Wir müssen mal mit euch reden", kam am Abend des dritten Tages Papa auf sie zu. Und er sagte diesen Satz in einem bestimmten Tonfall, sodass schnell klar war, es würde nicht um die Planung der nächsten Sommerferien gehen.

Die Mama von Alice und Oskar saß auf dem Sofa und sah nicht glücklich aus. Sie sah eigentlich auch nicht traurig aus, sondern sie schaute mit starrem Gesichtsausdruck auf das alte Gemälde, was über ihrem Wohnzimmersofa hing. Hierauf war mit Ölfarben ein Gesicht eines alten Mannes mit einer Pfeife gezeichnet worden. Das Bild fanden Alice und Oskar so hässlich, dass sie gar nicht wussten, warum es dort hängen musste, aber ihre Mama erzählte an dieser Stelle immer wieder, dass ihr Bruder es einst gemalt hatte. Der Bruder ihrer Mama war überhaupt ein sehr spezielles Thema: Er starb bereits vor vielen Jahren und immer, wenn sie sich Fotos von ihm anschauten, veränderte sich das Gesicht ihrer Mama und sie wirkte ganz verschlossen.

„Also", begann ihr Papa, „ihr wisst ja, dass Mama letzte Woche einen wichtigen Arzttermin hatte".
Er begann zu stocken und Alice hatte das Gefühl, als wollte er am

liebsten gar nicht hier sein, sondern lieber das Holz vor der Tür weiter hacken. Der Papa von Alice und Oskar schüttelte sich kurz und erzählte dann weiter:

„Leider haben die Ärzte bei eurer Mama eine schwere Krankheit festgestellt. Man nennt sie Krebs."

Es folgte eine Pause, weil erst ihre Mama etwas sagen wollte, dann aber ihre Stimme versagte und Papa sich mehrfach räuspern musste. Manchmal sagt man, so hatte es Oskar schon mal in der Schule gehört, dass Zeit relativ ist. Das heißt einfach gesagt, dass manchmal eine Sekunde sehr kurz sein kann: Etwa, wenn man mit seinen Freunden ein schönes Spiel spielt. Da merkt man gar nicht, wie eine Sekunde oder gar eine Stunde vergeht. Es gibt aber auch Sekunden, die einem sehr lange vorkommen. Oskar hatte schon mal ohne Backhandschuhe versucht, das Pizzablech aus dem Ofen zu holen und es vor Schreck und Schmerz sofort wieder fallengelassen. Das dauerte auch nur eine Sekunde, aber diese kam ihm sehr lange vor.

Und auch jetzt schien es so, als würde die Zeit stehen bleiben.

Die Geschwister verstanden nicht, was ihre Eltern sagten.

„Krebs?", fragte Oskar und sah dabei viel jünger aus als seine 8 Jahre, „Ist daran nicht der Opa von Luisa gestorben?"

Alice bekam große Augen vor Angst und ehe sie etwas sagen konnte, ergriff ihr Papa wieder das Wort:

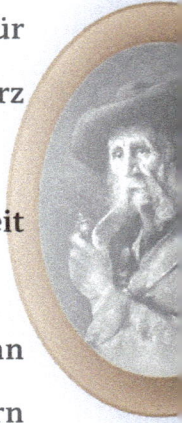

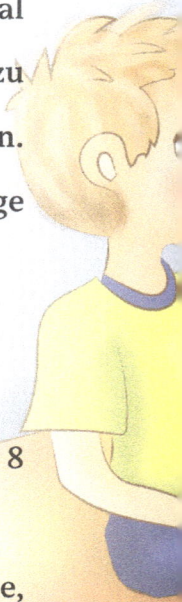

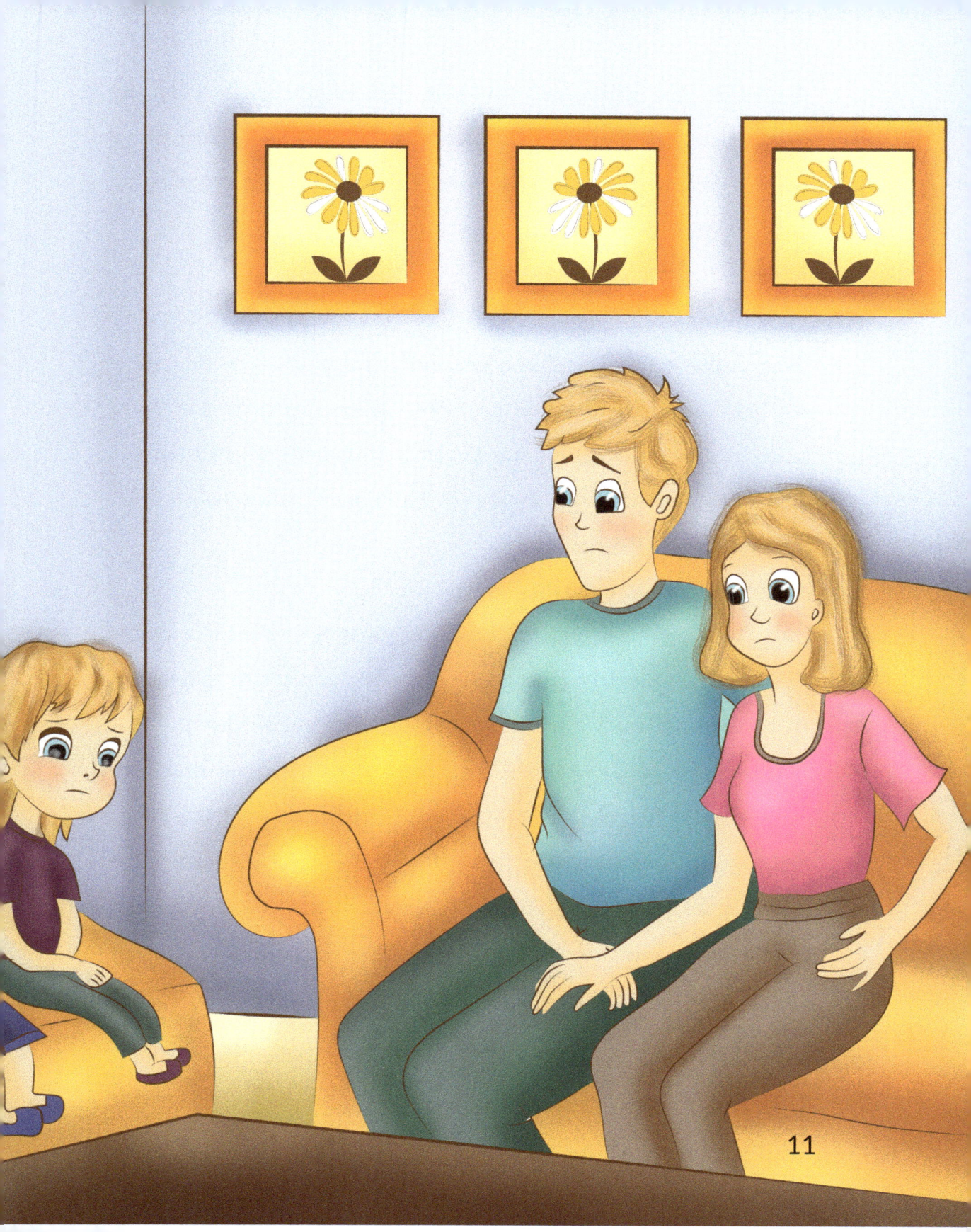

„Krebs ist eine schlimme Krankheit. Und es gibt auch Leute, die daran gestorben sind. Aber wisst ihr was? Wir haben gestern lange mit den Ärzten gesprochen und diese haben uns versichert, dass die meisten Leute daran eben nicht sterben müssen."

Alice wurde unruhig.

„Was passiert hier eigentlich gerade?", fragte sie sich und wäre am liebsten aus dem Raum gelaufen. Genau das tat Oskar dann tatsächlich. Er sprang auf, die Augen weit aufgerissen und lief aus dem Raum. Der laute Knall der Tür hallte nach, während der Rest ihm wie versteinert nach sah.

Als erstes fand ihr Papa die Sprache wieder:

„Diese Situation ist neu für uns. Wir müssen alle lernen, damit umzugehen. Oskar ist anscheinend wütend geworden. Nicht auf dich, Alice, und auch nicht auf Mama, sondern auf die Situation."

Er erhob sich, um Oskar nachzugehen. Währenddessen krabbelte Alice auf den Schoß ihrer Mama. Das hatte sie schon lange nicht mehr getan, denn sie war ja schließlich kein Kindergartenkind mehr. Heute fühlte es sich für sie aber richtig an und sie legte ihren Kopf an die Schulter ihrer Mama und schloss die Augen.

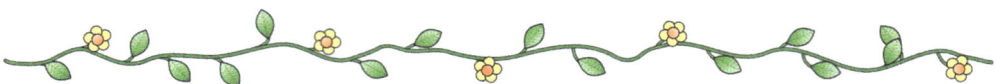

„Du, Oskar", Alice stand am nächsten Morgen in ihrem rosa Schlafanzug neben seinem Bett. Oskar blinzelte verschlafen. Es war doch erst sieben Uhr morgens und es war doch Wochenende. Dann erinnerte er sich an den gestrigen Abend und verspürte einen Stich in seinem Herzen.

„Ich kann nicht mehr schlafen", flüstere Alice ihm zu.

„Na ich jetzt auch nicht mehr", gab Oskar mit einer Stimme zurück, die wohl wütend klingen sollte, wäre da nicht ein Anflug von Unsicherheit in seiner Stimme gewesen.

„Na komm", er schwang sich aus dem Bett. „Wir gehen eine Runde raus. Vielleicht können wir draußen noch den Hahn von Herrn Huber hören."

Herr Huber war der Nachbar und es ist wohl unnötig extra zu erwähnen, dass er einen Hahn besaß.

In Windeseile schlüpften Alice und Oskar in ihre Matschhosen und Gummistiefel. Denn das Gras draußen war um diese Zeit noch nass und wenn sie auf den Erdberg auf dem Hof klettern wollten, waren Matschhosen vernünftig.

Alice und Oskar schnappten sich im Vorbeigehen zwei Müsliriegel und eine Handvoll Apfelringe aus der Küche und schlossen leise die Tür nach draußen auf.

Der Tau war noch auf den Gräsern zu sehen. Auf dem Feld hinter ihrem Haus lag eine dicke Nebelschicht und darüber war der Himmel ganz rosa oder orange. So ganz genau ließ sich das nicht sagen.

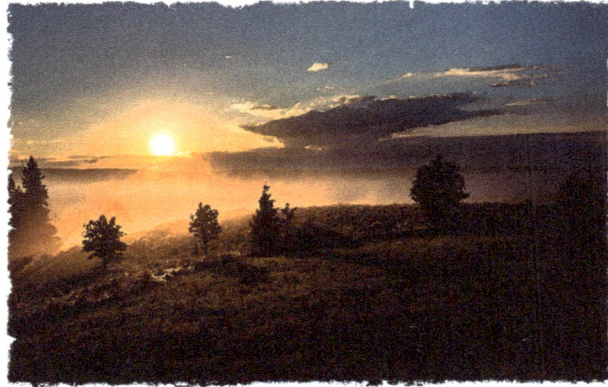

Alice kletterte schnurstracks auf die Spitze des Erdhügels und nahm dort Platz.

Dieser Hügel entstand übrigens im letzten Jahr. Ihr Papa hatte eine neue Garage gebaut, die er als Hobbyraum nutzte. Hierfür musste der Boden ausgehoben werden und dabei wurde viel Erde abgetragen und zu einem Berg auf dem Hof geschichtet. Eigentlich wollte Papa sich darum kümmern, dass dieser Berg aus Erde bald verschwindet. Mittlerweile war er von Gras bewachsen und die Kinder nutzten ihn im Sommer zum Klettern und im Winter zum Schlittenfahren. Man fuhr nicht besonders weit und es war auch nicht besonders steil. Aber dafür war das Bergaufziehen des Schlittens auch gar nicht so anstrengend. Und jetzt im Sommer konnte man hier prima alle möglichen Spiele spielen, die den Kindern und den Nachbarskindern in den Sinn kamen. Oft wuselten bestimmt ein knappes Dutzend Kinder auf diesem Berg herum, rollten sich herunter oder spielten Indianer oder Ritter.

Oskar folgte seiner Schwester und nahm neben ihr Platz.

„Ich mache mir Sorgen um Mama", sagte Alice leise und Oskar murmelte ein kaum verständliches „Ich auch".

„Papa hat gesagt, es wird bestimmt alles wieder gut. Wir sollten ihm glauben", überlegte Oskar laut.

Und dennoch fiel es ihm schwer, seinen eigenen Worten zuzustimmen. Da alle Worte irgendwie hohl klangen, sprach eine Weile niemand mehr.

„Also nein, so geht das wirklich nicht", schimpfte plötzlich eine dunkle Stimme.

Alice und Oskar guckten sich um.

„Du hast das doch auch gehört, Oskar?", fragte Alice und ihr Blick wanderte über den Garten bis hinüber zu dem an das Grundstück angrenzenden Wald. Weit und breit war nur die große Rasenfläche mit ihren Bäumen und Beeten zu sehen, die die Geschwister von ihrem Hügel aus überblicken konnten. Das hatten sie sich bestimmt nur eingebildet. Alice kehrte mit ihrem Blick zum Essen zurück und überlegte, wie sie ihren Bruder überzeugen konnte, dass sie den letzten ganzen Apfelring essen durfte. Sie könnte ihn sich einfach heimlich schnappen, dachte sie, aber war sich nicht sicher, ob das nicht als unfair gelten könnte. Da spürte sie plötzlich ein leichtes Piksen am Po. Etwa so, wie wenn man sich aus Versehen auf einen Legostein setzen würde. Es war aber gar nicht der Schmerz, der Alice so erschreckte. So sehr tat es nicht weh. Aber was sollte das sein, dass plötzlich in ihre Pobacke piekte? Sie sprang auf:

„Oskar, mich hat jemand in den Po gepiekt". Oskar hingegen dachte, das wäre ein Trick, mit dem Alice sich die letzten Apfelringe aneignen wollte. Was Apfelringe anging, verstand Alice nämlich nicht besonders viel Spaß. Als er jedoch in das Gesicht seiner Schwester blickte, wurde ihm klar, dass sie keine Scherze machte. Auch er sprang nun auf – sicher ist sicher.

Der Platz, auf dem Alice es sich bequem gemacht hatte, war ein Maulwurfshügel. Ein Maulwurfshügel mitten auf diesem Erdhügel – das war schon ungewöhnlich, aber auch nicht so ungewöhnlich, dass es ihr verdächtig vorgekommen wäre. Nun aber ragte aus diesem Maulwurfshügel eine Art Speer hervor und die Erde begann sich zu heben.

Den beiden Geschwistern blieb der Mund offen stehen und wahrscheinlich wären sie lieber weggelaufen, wenn ihre Beine nicht erstarrt gewesen wären.

16

„Immer diese dicke Erdschicht. Ich weiß wirklich nicht warum, aber in den letzten Jahren ist Erde irgendwie viel härter geworden als sonst. Vielleicht werde ich aber auch einfach alt und habe nicht mehr so viel Kraft. Wer weiß das schon." Da war sie wieder, diese Stimme. In derselben Sekunde guckte ein kleiner, mit Erde überhäufter Kopf aus dem Maulwurfshügel hervor. „Hallo Kinder", sagte der Maulwurf dann noch und das war wirklich merkwürdig, denn sprechende Maulwürfe hatten die beiden bis zu diesem Morgen noch nie gesehen.

„Ich heiße Klaus", sprach der Maulwurf weiter und versuchte sich mit seinen schrumpeligen Händen die Erde aus den Augen zu reiben. „Wer seid ihr und was macht ihr in meinem Vorgarten?" Alice und Oskar waren noch immer so perplex, dass ihnen nichts Besseres einfiel, als einfach ihre Namen zu sagen.

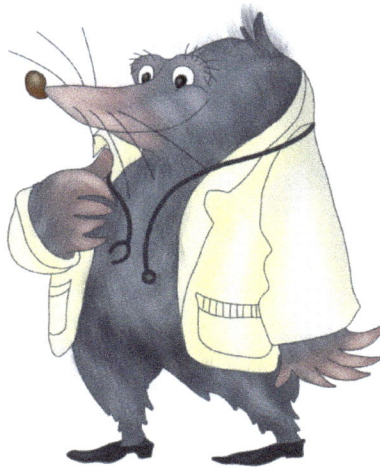

„Wir wohnen hier drüben in dem großen Haus", ergänzten sie noch und zeigten auf das alte Fachwerkhaus, welches ein Stück weit abseits stand und von grünem Efeu umrankt war.

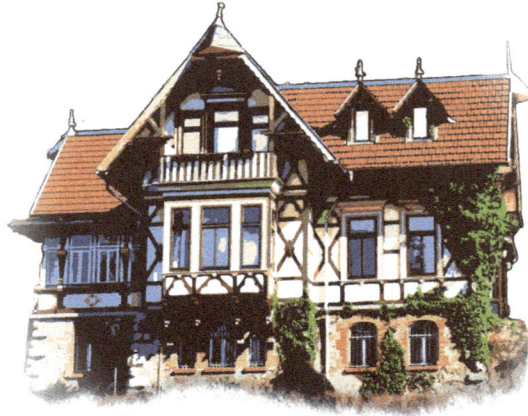

„Aha". Der Maulwurf schwang sich mit ächzender Anstrengung aus seinem Maulwurfshügel heraus. „Schon merkwürdig, dass wir uns noch nie begegnet sind".

Alice stand der Mund weit offen und Oskar sagte völlig verdutzt:

„Du bist ein sprechender Maulwurf".

„In der Tat. Und ich glaube, es hat einen Sinn, dass ich mit euch sprechen kann. Ich muss nur noch herausfinden, welchen". Der Maulwurf kratzte sich an der Stirn.

„Ich heiße übrigens Klaus", sagte der Maulwurf schließlich und blickte freundlich von einem Kind zum anderen, „aber das erwähnte ich ja bereits".

Alice wollte Klaus einen Apfelring anbieten, wusste aber nicht, ob diese zum Speiseplan eines Maulwurfs gehörten. Stattdessen sagte sie „Unsere Mama hat Krebs" und wusste gar nicht so genau, warum sie es diesem kleinen sprechenden Maulwurf mitteilte. Die Augen von Klaus wurden groß und es schien, als ginge ihm ein Licht auf.

„Ah, deswegen bin ich hier", er schüttelte sich noch ein paar Erdklumpen ab und richtete sich zu voller Größe auf.

„Hier auf diesem Hof leben wirklich viele Tiere. Die meisten habt ihr vermutlich noch niemals gesehen. Es gibt Ameisen, Spinnen, Regenwürmer und Käfer aller Art. Und wenn diese einmal krank werden, rufen sie mich. Schon mein Vater und auch dessen Vater waren Arzt. Jedes Tierreich hat Ärzte und ich bin der von diesem Hof." Er beendete seine Ansprache und wartete auf Reaktionen. Alice und Oskar nickten vorsichtig mit dem Kopf.

„Ok, du bist also der Arzt der Tiere", fasste Oskar zusammen. Nach kurzem Überlegen erzählte er dem Maulwurf Klaus, was die Ärzte über die Krankheit ihrer Mutter gesagt hatten. „Irgendwie machen wir uns halt doch Sorgen", sagte Alice und Klaus lächelte milde.

„Ja, das kann ich verstehen. Krebs ist die Krankheit, die auch Ärzte vor eine wirkliche Herausforderung stellt. Wisst ihr, bei Ohrenschmerzen empfehle ich meistens die Schalen einer zwiebelähnlichen Pflanze. Und bei Bauchschmerzen gibt es eine Heilpflanze, die sich Kamille nennt und ganz hervorragend hilft. Aber bei Krebs ist es etwas komplizierter."

Klaus kramte eine kleine Tafel hervor und zeichnete einen Krebs.

„Dieses kleine rote Tierchen ist ein Krebs. Das hat aber nichts mit der gleichnamigen Krankheit zu tun" und schon strich er den gezeichneten Krebs wieder durch.

„Der Krebs im Meer und die Krankheit namens Krebs haben eins gemeinsam: Sie können wachsen. Der Krebs im Körper eurer Mutter ist eine Ansammlung von fehlerhaften Zellen, die sich weiter ausbreiten, wenn man nichts dagegen tut. Aber wisst ihr was, man kann eine ganze Menge dafür tun, dass diese fehlerhaften Zellen nicht mehr weiterwachsen".

Klaus erklärte den beiden Kindern das Prinzip einer Chemotherapie: „Eine Chemotherapie ist eine Behandlung mit stark wirksamen Medikamenten, um die entarteten Zellen am Wachsen zu hindern. Die Forschung hat in den letzten Jahren immer bessere und wirksamere Medizin entwickelt und immer mehr Menschen können mit dieser Therapie wieder ganz gesund werden.

Die Chemotherapie wirkt sehr stark und verhindert das Wachsen von Zellen im Körper. Das betrifft insbesondere die Krebszellen, aber auch alle weiteren schnell wachsenden Zellen. Deswegen fallen meistens die Haare aus. Das ist erstmal erschreckend. Aber wisst ihr was? Nach Beendigung der Chemotherapie wachsen diese meist schnell wieder nach. Ein Haar wächst übrigens 1 bis 1,5 cm pro Monat."

20

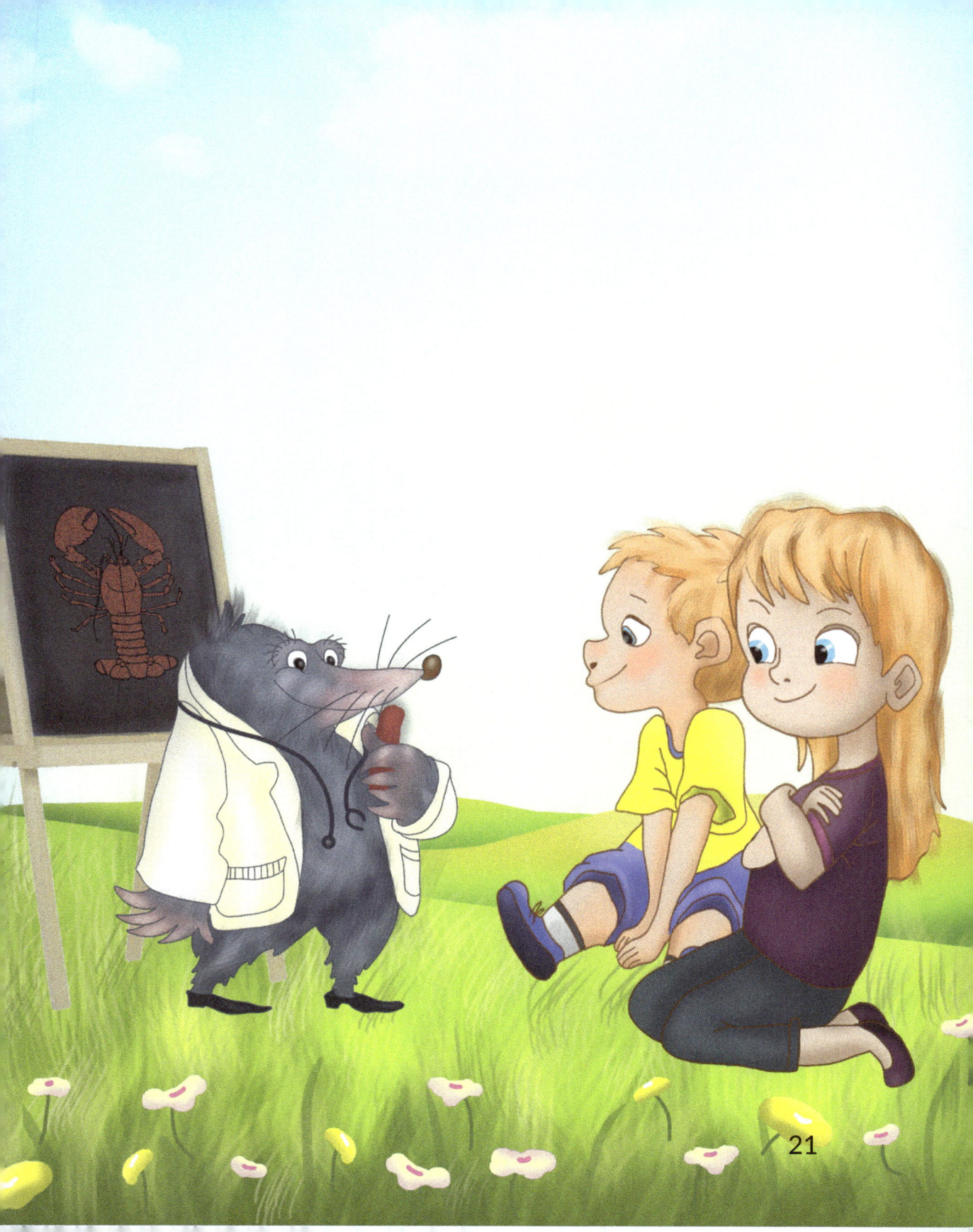

Puh, das waren viele Informationen. Klaus merkte, dass den Geschwistern die Köpfe rauchten und ergänzte:

„Ihr müsst euch das nicht alles merken. Und wenn ihr was nicht versteht, fragt einfach nach. Es gibt keine blöden Fragen."

Alice und Oskar nickten und ihre Sorge war an diesem Tag ein bisschen weniger stark.

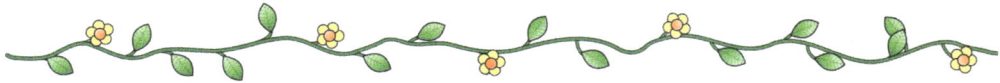

Die folgende Nacht war es besonders stürmisch draußen und vielleicht würde es sogar noch anfangen zu gewittern. Es sah auf jeden Fall ungemütlich aus. Oskar hingegen war in seine Decke eingekuschelt und eigentlich hätte er es sich in seinem Bett wirklich bequem machen können. Auf seinem kleinen Nachttisch – einem alten Holzschemel, den sein Opa selbst geschreinert hatte – stand eine kleine Lampe, die das Zimmer in ein behagliches Licht tauchte. Daneben lagen einige aufgeschlagene Bücher, zwei um genau zu sein. Eines handelte von Dinosauriern und eines war ein Freundschaftsalbum einer Klassenkameradin. Wie albern. Ein Freundschaftsbuch. „Das ist doch nur was für Mädchen", sagte er zuerst, freute sich insgeheim aber doch darüber, dass Sophie ihm das Büchlein zum Reinschreiben gegeben hatte. Jetzt gerade konnte er sich jedoch auf keines der Bücher konzentrieren und schaute sich bedrückt den Himmel draußen an.

Normalerweise erzählten Alice und er sich abends immer noch was oder er las ihr eine Geschichte aus seinem Schullesebuch vor. Diese Nacht verbrachte Alice jedoch bei einer Freundin und er fühlte sich ziemlich allein. Sicher, er hätte auch die Treppen hinuntergehen können, um zu schauen, ob Mama und Papa noch wach waren. Aber die Stimmung im Haus war irgendwie komisch. Oft war Mama in einem Moment noch fröhlich und plauderte über geplante Ausflüge und im nächsten Moment lag sie in ihre Decke eingehüllt auf dem Bett. Und wenn Oskar dann fragte, ob er ihr jetzt seine Hausaufgaben zeigen konnte oder ob sie mit ihm spielen wollte, dann vertröstete sie ihn oft auf später. Das wiederum machte Oskar manchmal wütend.

Er fand es blöd, dass seine Mama nun diese Krankheit hatte und er fand es blöd, dass er deswegen weniger mit ihr spielen konnte. Aber es fiel ihm nicht immer leicht, das auch so auszudrücken.
Manchmal sagte er stattdessen fast schon böse, „dann lieg doch halt weiter in deinem Bett herum" und stampfte betont eindrucksvoll aus ihrem Zimmer heraus.
Meist tat es ihm schon im nächsten Augenblick leid, denn seine Mama konnte ja nichts dafür, dass sie an Krebs erkrankt war. Es fiel ihm aber nicht so leicht, sich zu entschuldigen und dann hatte

er ein schlechtes Gewissen. So auch an diesem Abend. Eigentlich war alles okay gewesen: Sie hatten gemeinsam Abendbrot gegessen und sein Papa hatte extra diesen Nudelauflauf gemacht, den alle so mögen. Dann fiel Oskar jedoch der Teller herunter. Einer von diesen blauen, von denen die Hälfte sowieso schon kaputt war. Er machte sich nicht viel daraus. Na gut, der Teller war nun kaputt und das tat ihm leid. Es passierte jedoch gelegentlich, dass Teller oder Tassen zerbrachen. Sogar Lucie, die Katze, hatte es schon geschafft, eine große Kaffeekanne zu zerdeppern. Damals hatten alle darüber gelacht und niemand wurde wütend. Nun aber, gerade als Oskar aufstehen wollte, um den Handkehrer zu holen, polterte sein Papa los:

„Das kann ja wohl nicht sein! Kannst du nicht mal ein bisschen aufpassen, was du tust?" Oskar wurde ganz rot vor Scham, lief auf sein Zimmer und schmiss mit einem lauten Knall die Tür hinter sich zu. Da lag er nun, das aufziehende Gewitter beobachtend und seinen Gedanken nachhängend.

Plötzlich bemerkte Oskar, dass sich der weiße, gehäkelte Vorhang ein Stück zur Seite schob. Kurz darauf erschien ein Wesen mit gesprenkeltem Gefieder.

„Ich komme gerade vom Abendessen holen und wollte kurz bei dir vorbeischauen", sagte das eindrucksvolle Tier und ergänzte:

„Erstmal sollte ich mich wohl vorstellen. Ich bin Eugenie und ich bin eine Eule. Ach, das siehst du ja auch so. Was dich vermutlich wundert, ist, dass ich sprechen kann, oder?" Oskars Augen waren weit aufgerissen, als er stotternd antwortete:

„Nun, ich habe auch schon einen neuen Freund, der ein Maulwurf ist und mit mir spricht. Vermutlich sollte mich gar nichts mehr wundern."

Die Eule Eugenie trat mit Oskars stillschweigender Erlaubnis näher an ihn heran und nahm ihren Platz auf dem kleinen Tisch in der Zimmermitte ein.

„Oh doch, lieber Oskar. Das Wundern darfst du dir für immer beibehalten. Weißt du, die Welt kann viel schöner sein, wenn man nie aufhört, sich zu wundern oder zu staunen."

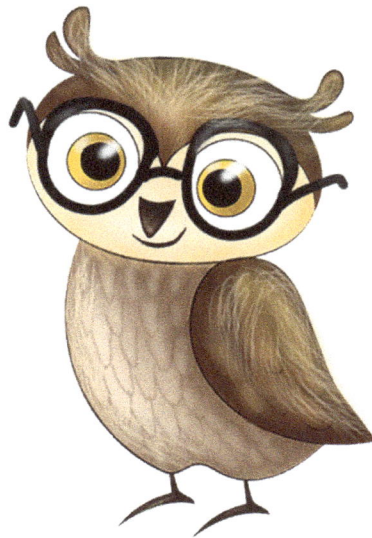

Es kam Oskar so vor, als würde Eugenie ihn schon viel länger kennen, als ein paar Minuten. Auch wenn ein Teil von ihm es merkwürdig fand, mit Tieren zu sprechen, so war er auch neugierig und interessiert. Bei Eugenie hatte er das vertrauensvolle Gefühl, dass er alles sagen konnte, was er wollte.

Und als er dann einmal anfing zu sprechen, konnte er schließlich gar nicht aufhören:

Er berichtete Eugenie alles, was in den letzten Tagen passiert war: Seine Mama hatte einen Termin im Krankenhaus, um dort ihre Chemotherapie zu bekommen. Einige Zeit später fielen ihr tatsächlich auch die ersten Haare aus und nun hatte sie eine Glatze. Und als sie ihn einmal von der Schule abholte, war ihm das peinlich. Alice verstand ihn nicht. Sie fand, dass ihre Mama mit Glatze immer noch wunderschön aussah und dass Schönheit nichts mit Haaren zu tun hatte. Ihre Mama hatte doch schließlich das größte Herz überhaupt und wer so ein großes Herz hat, kann doch schließlich niemals hässlich sein. Aber Oskar störte es trotzdem. Er merkte, wie seine Schulfreunde heimlich tuschelten. Es war nicht so, dass sie ihn auslachten. Nein, das wäre ja auch sehr gemein gewesen. Vielmehr hatte er plötzlich das Gefühl, ausgeschlossen zu sein. Er holte tief Luft und erzählte weiter:

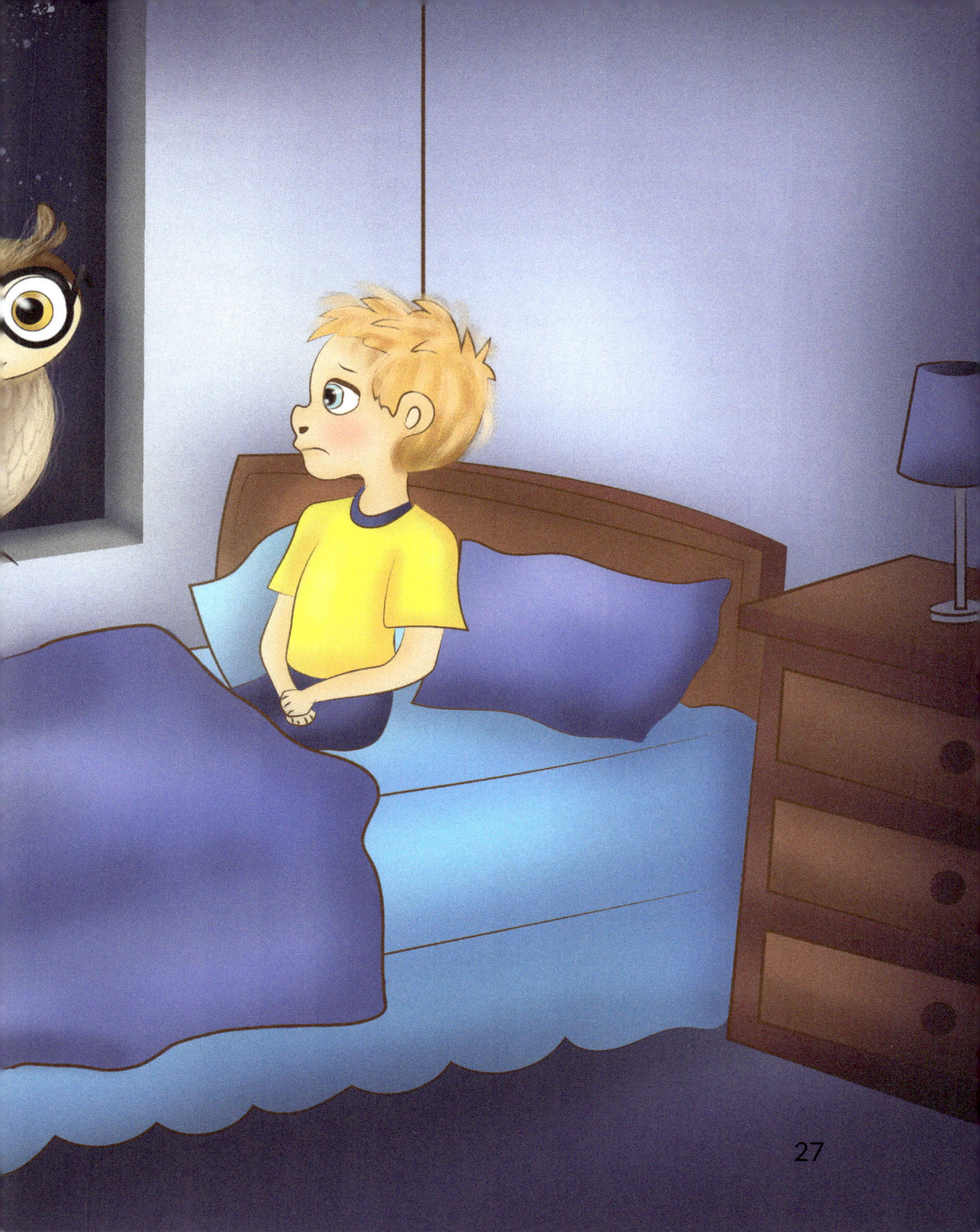

„Am liebsten würde ich doch auch in der Pause mit meinen Freunden die Sammelkarten tauschen oder Tischtennis spielen, aber dann fragt oft jemand nach meiner Mama und dann weiß ich nie, was ich sagen soll. Ich möchte die anderen Kinder nicht traurig machen und ich möchte selbst nicht traurig werden, aber irgendwie passiert oft beides. Und dann tue ich lieber so, als würde ich an der Mauer sitzen und ein Buch lesen, aber eigentlich schaue ich gar nicht auf die Buchstaben, sondern denke über alles Mögliche nach."

Als er fertig war, atmete er noch einmal ganz tief aus, so als wäre er jetzt befreiter von all den Worten, die so stark auf seiner Seele gelegen hatten.

„Und dann ist da auch noch Papa", ergänzte er „Eigentlich war er immer ruhig und freundlich. Selbst damals, als ich seine teure Eisenbahn, die auf dem Dachboden steht, kaputt gemacht habe. Und heute hat er mich wegen so einem blöden Teller einfach angeschrien. Richtig angeschrien. So dolle, dass ich mich erschrocken habe und weggelaufen bin." Nun konnte Oskar seine Tränen nicht mehr zurückhalten und er hatte das Gefühl, dass musste er auch nicht. Eugenie hatte ihm erzählt, dass Weinen sehr heilsam sein kann:

„Stell es dir so vor. Manchmal erleben Menschen Sachen, die sie traurig machen. Und diese Traurigkeit tragen sie dann mit sich herum. Manchmal fühlt sich die Traurigkeit an wie ein Stein, der einem auf der Brust liegt. Oder wie ein Feuer, welches im Bauch brennt. Das ist bei jedem Menschen anders und jeder muss da selbst in sich hineinfühlen. Wenn man jedoch weint, kannst du es dir so vorstellen, dass diese Steine anfangen, sich aufzulösen. Sie werden quasi mit den Tränen fortgespült und das hilft dabei, das traurige Herz zu heilen."

So konnte Oskar sich das gut vorstellen und nachdem Eugenie noch einmal ausdrücklich erklärt hatte, dass es auch gar nicht peinlich sei, zu weinen, versuchte er es auch nicht mehr zurückzuhalten. Er lag also auf seinem Bett und weinte in das Gefieder von Eugenie bis diese ihm ein Taschentuch herüberreichte und ihren großen gefiederten Arm über seine Schulter legte.

„Puh, das ist ja ganz schön viel, was du erzählt hast. Ich möchte gerne bei deinen Klassenkameraden beginnen," sagte sie.
Eugenie kramte aus ihrer Umhängetasche eine Brille hervor und setzte sie auf ihren Schnabel.
„Deine Klassenkameraden sind verunsichert. Sie wissen nun bereits, dass deine Mama krank ist. Das hast du ihnen ja ganz mutig erzählt. Aber sie wissen nicht richtig, wie sie damit umgehen sollen. Manche machen sich vielleicht Sorgen um deine Mama oder auch um dich. Und manche wollen sich vielleicht gar nicht mit einem

so schwierigen Thema wie Krankheit beschäftigen und wenden sich dann von dir ab. Ich kann mir gut vorstellen, dass das schmerzhaft für dich ist."

Wenn Eugenie sprach, tat sie es mit einer großmütterlichen Stimme. Zwischen einzelnen Sätzen folgte oft ein eulentypisches „uhuuhu", aber dennoch fand Oskar es mittlerweile gar nicht mehr komisch, dieser liebenswerten Eule sein Herz auszuschütten.

„Aber was soll ich denn machen, wenn sie mich fragen wie es mir geht? Ich sage dann oft ‚gut' aber das stimmt gar nicht immer. Und wenn es mir mal nicht gut geht und ich sage das, dann muss ich vielleicht anfangen zu weinen. Und ich kann doch vor meinen Jungs nicht weinen. Nein, das geht wirklich nicht!"

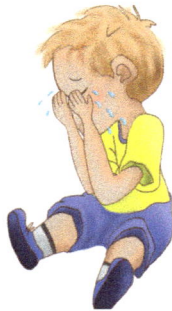

Eugenie nickte und das tat sie oft, Oskar fühlte sich hierdurch noch mehr verstanden. Ja, Eugenie konnte sich wirklich vorstellen, wie er sich fühlte. „Was würdest du denn tun, wenn einer deiner Freunde dir anvertrauen würde, dass er wegen einer Situation traurig ist und dann anfangen würde zu weinen?", hakte Eugenie nach.

Das war eine schwierige Frage und Oskar musste erst darüber nachdenken. „Vermutlich würde ich ihm dann sagen, dass es okay ist zu weinen, denke ich. Und ich würde ihm sagen, dass ich ihn verstehe." Wieder nickte Eugenie. „Siehst du, es ist viel wahrscheinlicher, dass du von deinen Freunden Verständnis bekommst, wenn du dich so zeigst, wie du wirklich bist."

„Und wenn sie mich auslachen?", diese Frage brannte Oskar dann doch auf der Zunge. „Weißt du," fing Eugenie an, „als meine Kinder noch so klein waren, habe ich ihnen immer gesagt: Wer Andere auslacht, der lacht in Wahrheit sich selbst aus. Und damit konnten meine Eulenkinder gut umgehen. Niemand wird gerne ausgelacht. So was tut immer weh."

Plötzlich, mitten im Gespräch, klopfte es dreimal an der Tür. Eugenie schaffte es noch rasch aus dem Fenster zu flattern, denn von Erwachsenen wollte sie nicht gerne gesehen werden.

„Darf ich reinkommen?", Oskars Papa blieb vor der geschlossenen Tür stehen. Normalerweise kam er einfach herein, aber heute wollte er wohl besonders rücksichtsvoll sein. Er hat bestimmt ein schlechtes Gewissen wegen vorhin beim Abendbrot, vermutete Oskar und lies sich extra noch ein paar Sekunden Zeit, ehe er sein

„Ja" in Richtung Tür rief. Bevor sein Papa sich auf das Bett neben ihn setzen konnte, gelang es Oskar gerade noch die große weiß-braun gesprenkelte Feder unter die Bettdecke zu schieben, die Eugenie bei ihrem hastigen Abgang verloren hatte.

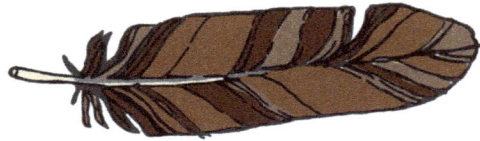

„Mach mal etwas Platz", sagte sein Papa überflüssigerweise, denn eigentlich war auf dem großen Erwachsenenbett, in dem Oskar mittlerweile schlief, genügend Platz. „Hör mal", startete sein Papa einen erneuten Anlauf, „das vorhin beim Abendbrot war nicht okay. Es ist so, dass ich im Moment so viel arbeiten muss, aber eigentlich viel lieber bei deiner Mama zuhause wäre und ihr viel öfter mal einen Tee kochen würde oder einfach Zeit mit ihr verbringen würde. Und manchmal werde ich dann einfach so wütend auf die Welt. Und ich kann mich ja nicht einfach hinstellen und die Welt anschreien und so habe ich stattdessen dich angeschrien. Das war nicht okay von mir. Entschuldigung."

Es tat Oskar leid, seinen Papa mit geknicktem Kopf neben sich sitzen zu sehen und eigentlich wollte Oskar einen Witz machen und dann hätten sie beide schnell wieder zu leichteren Themen übergehen

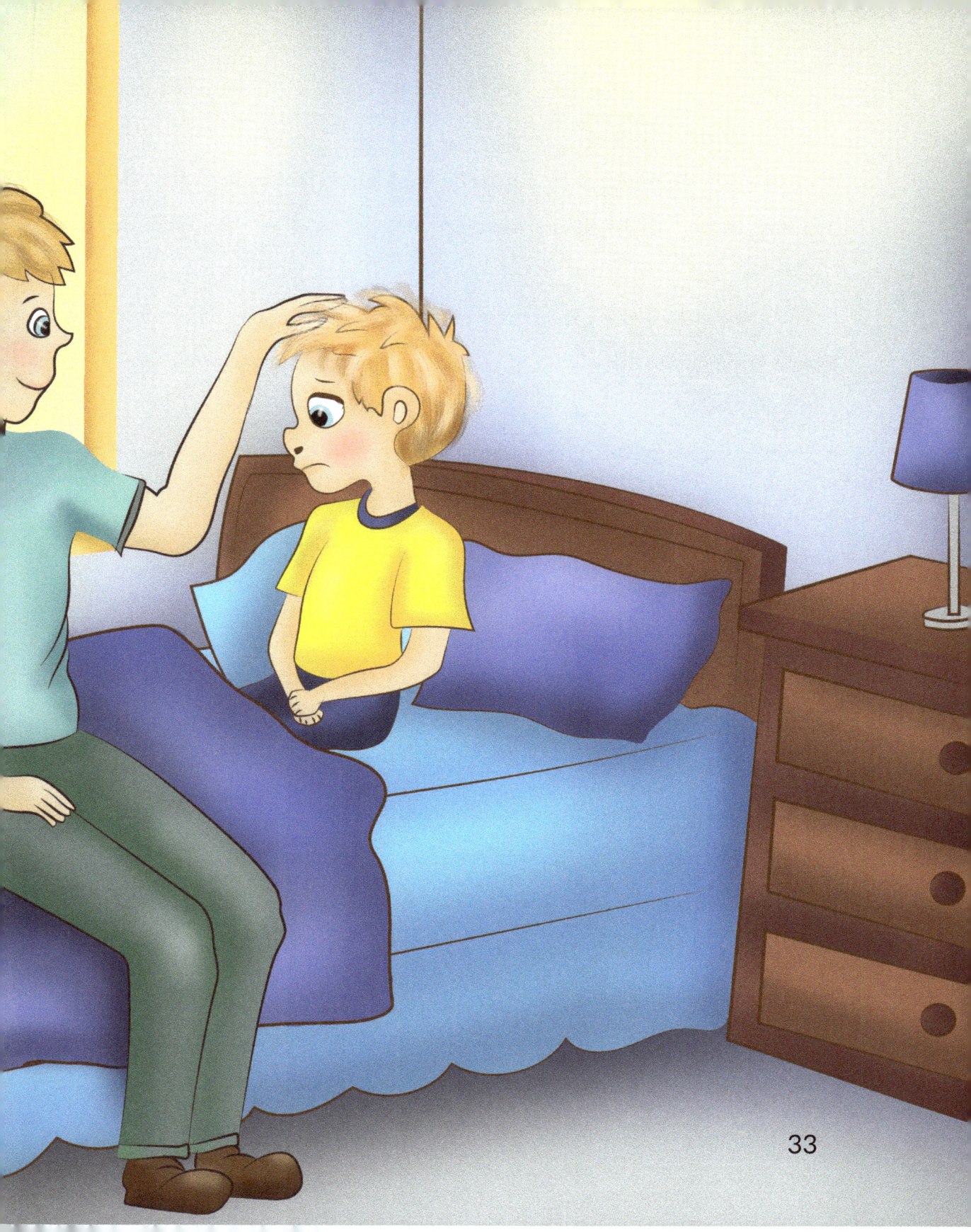

können. Aber er erinnerte sich an die Worte von Eugenie und fing mutig an zu erzählen:

„Papa, ich fühl mich in der Schule plötzlich so anders als alle anderen. Und Mama hat keine Haare mehr. Sie hatte doch so schöne Haare."

Tatsächlich kullerte dann auch eine Träne über seine Wange und sein Papa lachte ihn nicht dafür aus. Stattdessen wurden auch seine Augen feucht.

Und als sein Papa ihm eine halbe Stunde später einen Gutenachtkuss gab und Oskar allein in seinem Zimmer lag, wurde ihm klar, was Eugenie damit meinte, als sie davon erzählte, dass Tränen auch heilsam sein können.

Mama ging es in nächster Zeit häufig nicht gut. Manchmal musste sie sich übergeben und sogar ihr Lieblingsessen, eine Sachertorte vom Bäcker, schmeckte ihr nicht mehr. Oft ging sie mit Oskar und Alice spazieren, aber sie ging ein wenig langsamer als sonst und brauchte längere Pausen. Schlaf benötigte sie auch viel mehr und so mussten die beiden Geschwister morgens und abends immer besonders leise sein.

Ein paar Wochen später, es war mittlerweile Sommer geworden, wuchsen an den Bäumen Kirschen und Alice und Oskar hatten sich an die vielen Arzttermine ihrer Mama gewöhnt. Gerade warteten sie darauf, dass ihre Eltern von einem Termin im Krankenhaus wieder nach Hause kamen. Sie bereiteten ein Picknick vor und schrieben in Großbuchstaben auf ein Schild:

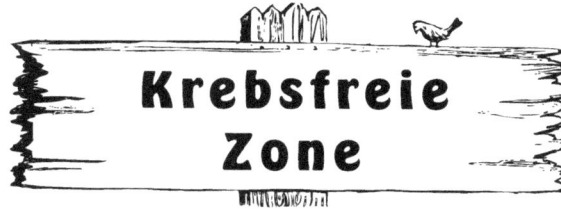

„Wir möchten mit euch heute Nachmittag picknicken", verkündeten sie beim Frühstück.

„Einfach nur als normale Familie. Ohne Krebs", sagte Alice bestimmt. Ihre Mutter lächelte und gab ihr einen Kuss auf den Kopf.

„Na dann freue ich mich ganz arg darauf", sagte sie, bevor sie aufstand und hektisch irgendwelche Unterlagen zusammensuchte, die sie für ihren Termin benötigte.

Alice schnitt Äpfel in Spalten – gekaufte, denn die von ihrem eigenen Obstbaum waren noch zu klein und zu sauer zum Essen.

„Gib mir mal die Butter", stieß Oskar sie an und schnitt ein frisches Roggenbrot in dicke Scheiben.

Zufrieden schleppten die Kinder eine Picknickdecke und einen mit Obst, belegten Broten und kleingeschnittenen Gurken gefüllten Picknickkorb in den Garten. Sie verteilten sogar Servietten und

Strohhalme. Anschließend nahmen sie Platz und behielten die Einfahrt des Hauses im Blick.

„Öhm", räusperte sich eine leise Stimme. „Ich bin mir nicht ganz sicher, wie ich anfangen soll, aber Klaus erzählte mir schon, dass ihr Erfahrung mit sprechenden Tieren gemacht habt."

Die Geschwister konnten die Stimme nicht zuordnen. Wer mag das schon wieder sein? Ein sprechender Schmetterling vielleicht? Oder konnte die Nachbarskatze plötzlich reden?

„Hier unten! Nicht jeder ist so groß wie ihr", ertönte abermals die Stimme, die offenbar zu einem kleinen Tier gehörte.

Alice blickte nach unten und sah eine Ameise, etwas größer als herkömmliche Ameisen und mit einem Hut aus verschiedenen Federn auf dem Kopf.

„Okay, ich bin Alice. Und das ist mein Bruder Oskar. Wer bist du denn?"

„Mein Name ist Lutz und ich freue mich, euch kennenzulernen." Diesmal klang die Stimme schon viel kraftvoller. Die Augen der Ameise waren klar und wirkten auf eine sehr vertraute Art weise.

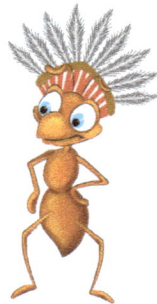

„Ich habe bisher nur Kontakt zu Tieren gehabt, für mich ist das auch neu", sagte Lutz, zuckte mit den Schultern und sah Alice und Oskar tief in die Augen.

„Auch ich habe meine Aufgabe im Tierreich: Ich helfe Tieren, die ihren Glauben an die Welt verloren haben und unterstütze sie dabei, wie sie wieder den Kontakt mit dem Göttlichen herstellen können." Das klang komisch und Alice konnte sich nichts Genaues darunter vorstellen.

„Ich will es euch näher erklären," Lutz holte Luft und fing leise an zu sprechen:

„Es gibt Tiere und Menschen, die glauben an einen Gott. Diesen Gott, den ihr aus dem Religionsunterricht kennt. Man sagt, er hat die Welt erschaffen und auch den Menschen. Es gibt die Vorstellung, dass dieser Gott immer eine Hand über uns hält, um uns zu beschützen. Vielen Menschen hilft der Glaube daran. Es gibt aber kein Gesetz, in dem steht, dass man an Gott glauben muss. Das kann jeder so machen, wie er möchte.

In unterschiedlichen Kulturen der Welt glaubt man an verschiedene Götter. So sind mehrere Glaubensrichtungen entstanden: Das Christentum, der Buddhismus, der Hinduismus oder das Judentum zum Beispiel. Es gibt aber noch viele mehr. Sie alle haben einen bestimmten Glauben.

Dann gibt es noch einige Urvölker, die zum Beispiel im Amazonas oder vereinzelt in Amerika oder Australien leben. Auch diese haben ihre eigene Vorstellung von Gott."

„Und an welchen Gott glaubst du?", fragte Oskar neugierig.

Lutz hielt inne und dachte nach, bevor er sprach:

„Ich glaube nicht an einen Gott, wie er in den Büchern beschrieben wird, sondern höre darauf, was mein Herz mir sagen möchte. Ich spüre eine Verbindung zu diesem Leben: Wenn ich durch das Gras gehe, merke ich den feuchten Tau an meinen Füßen. Wenn ich in eine Erdbeere beiße, erlebe ich den erfrischenden Geschmack. Und wenn ich laufe, kann ich mein pochendes Herz im Körper fühlen. All das ist für mich göttlich. Man muss Gott nicht irgendwo weit entfernt suchen, sondern es ist auch möglich, ihn in dir selbst zu spüren. Ich fühle mich getragen, weil ich weiß, dass eine höhere Kraft – man kann sie Gott nennen – sich irgendwo befindet und ihre Hand über mich hält. Ich erlebe diesen Gott als nichts Getrenntes von mir, sondern als einen Teil meines Lebens."

Alice kannte Gott nur aus langweiligen Gottesdiensten und Gebeten, die sie in der Schule auswendig lernen mussten. Es erschien ihr anstrengend, sich mit diesem Glauben beschäftigen zu müssen. Nun aber war sie interessiert, denn Lutz hatte ja recht: Niemand schreibt

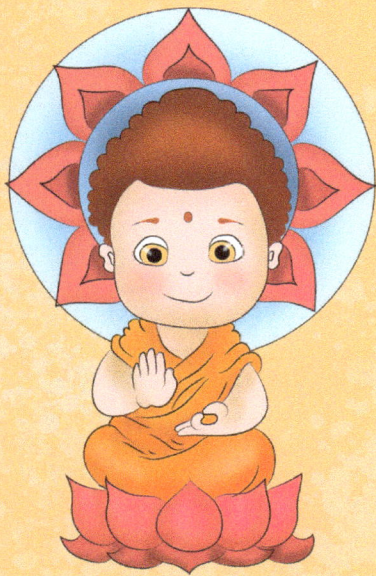
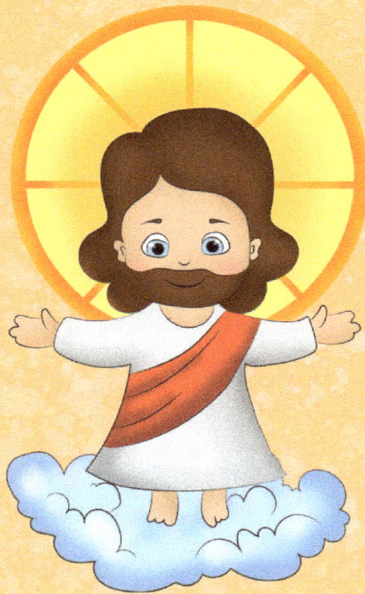
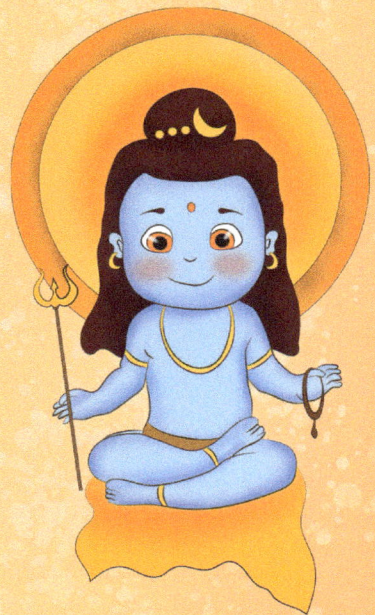

einem vor, an wen man glauben muss und wie man diesen Glauben für sich gestalten möchte.

Ihren Gedanken nachhängend, hörten sie plötzlich die Reifen auf den Kieselsteinen der Einfahrt entlangfahren.

„Mama ist wieder da", sprang Alice auf.

„Kinder, es war mir eine Freude eure Bekanntschaft zu machen. Wir werden uns ab jetzt sicher noch öfter sehen", verabschiedete sich Lutz.

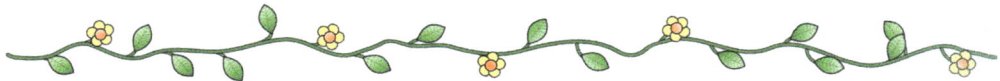

„Hallo Kinder", Mama kam langsam auf sie zu. Durch ihre starken Medikamente konnte sie derzeit nicht mehr so schnell laufen und auch nur wenig toben.

„Guck mal, Mama".

Oskar präsentierte den vorbereiteten Picknickplatz und war froh, dass Lutz mit seinem Federhut noch rasch unbemerkt im hohen Gras verschwinden konnte.

„Kinder, ich möchte mit euch über etwas reden", fing ihre Mama an.

„Wenn es um den Krebs geht, dann nicht", Alice zeigte streng auf das Schild mit der Aufschrift „Krebsfreie Zone".

„Hast du das schon vergessen, Mama?" Mama schmunzelte.

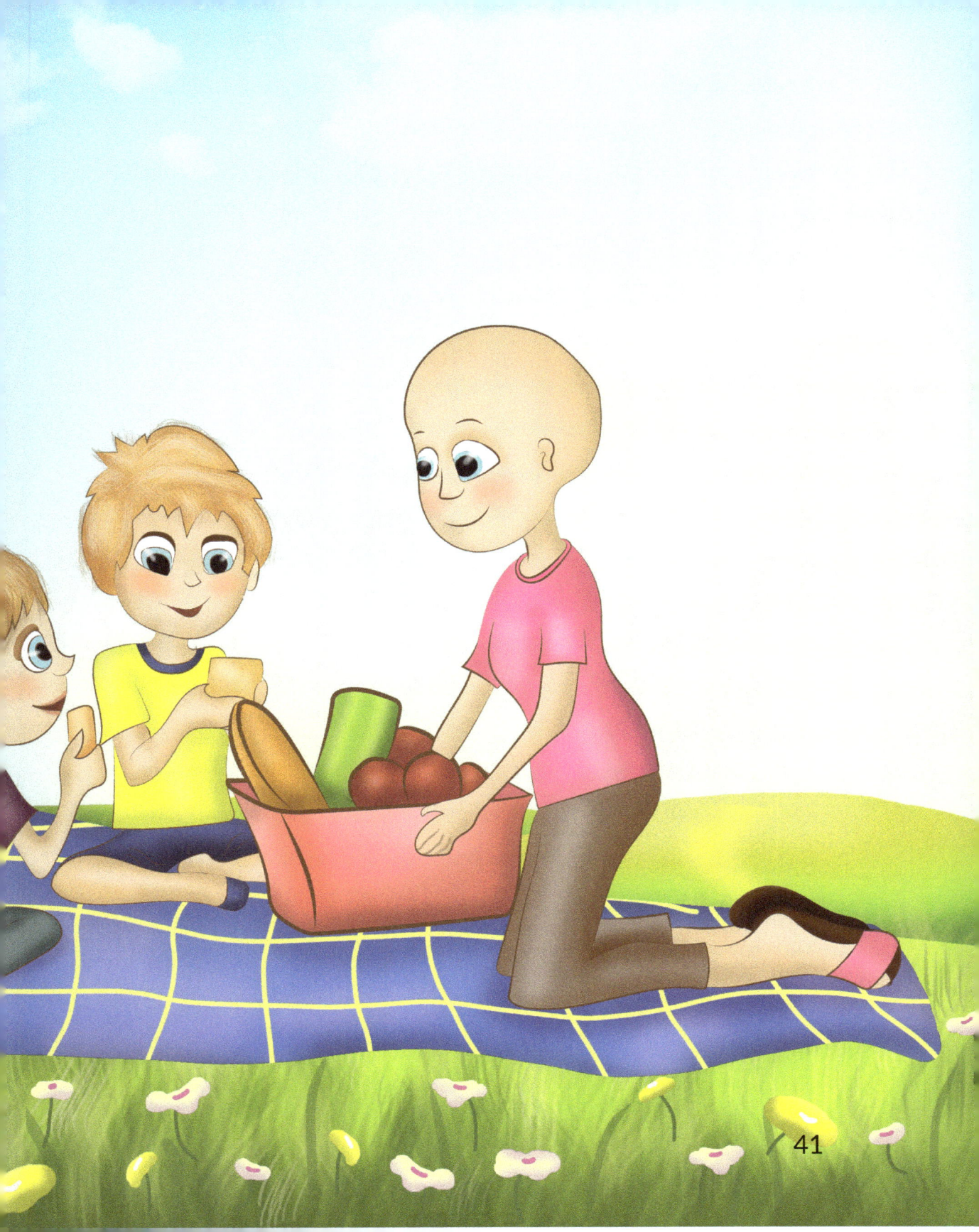

„Wir reden später darüber. Jetzt erzählt mir doch erstmal, wieso ich Marmelade UND Käse auf meinem Butterbrot habe".

Alle lachten und schließlich klappte Mama das Brot auf und aß jede Hälfte separat.

Das Picknick am Nachmittag war schön. Der Ratschlag mit der „krebsfreien Zone" stammte von Eugenie. Sie hatte Oskar erzählt, dass es für manche Menschen hilfreich sein kann, auch mal Pause von ihren Problemen zu machen. Und tatsächlich fühlten sich beim Picknick alle wohl und konnten das Beisammensein an diesem schönen Sommertag genießen.

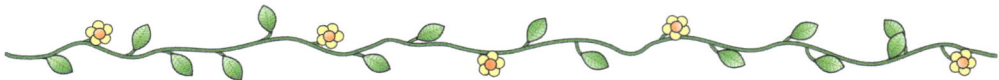

Am Abend rückte Mama nach dem Essen einen Stuhl zurecht.

„Nun setzt euch doch mal her", befahl sie sanft.

„Wie ihr wisst, bekomme ich schon seit einigen Wochen die Chemotherapie. Ich war heute beim Arzt und der hat mir mitgeteilt, dass der Krebs sich schon etwas zurückgebildet hat. Das ist eine gute Nachricht."

Alice atmete erleichtert aus und Oskar rief: „Das ist ja super toll, Mama!"

Mama nickte.

„Ja, das ist wirklich toll. Mein Onkologe, so nennt sich ein Arzt,

42

der sich auf Krebserkrankungen spezialisiert hat, hat heute mit mir besprochen, dass ich in der nächsten Woche ins Krankenhaus muss. Die Rückstände vom Krebs müssen herausoperiert werden, damit die Krankheit nicht mehr wiederkommen kann."

„Du musst ins Krankenhaus?", Alice schossen die Tränen in die Augen. Nein, das war wirklich blöd. Die ganze Zeit war sie so stark gewesen und hatte geglaubt, dass bald wieder alles gut wäre. Und jetzt musste ihre Mama ins Krankenhaus und konnte ihr abends keinen Gutenachtkuss mehr geben. Das war doch wirklich unfair!
„Ich werde nur ein paar Tage dort verbringen müssen", ergänzte Mama und zog auch Oskar näher an sich heran.

„Aber ich habe eine schöne Idee, was wir für euch zusammenstellen könnten", meinte Mama. „Jeder von euch soll eine persönliche **Schatzkiste** bekommen.

Übung

Lasst es mich erklären:

Wir suchen euch einen schönen Karton aus, einen Schuhkarton vielleicht. Diesen könnt ihr bunt anmalen oder bekleben. Dieser Karton ist ab jetzt eure Schatzkiste. Wir sammeln hier drin Gegenstände, die für euch eine besondere Bedeutung haben und euch ein gutes Gefühl geben. Letzte Woche waren wir doch bei der Vorstellung vom Kindertheater. Ihr hattet einen Riesenspaß. Die Eintrittskarten haben wir hier noch. Die können wir in die Schatzkiste legen, dann könnt ihr euch immer an diese schöne Aufführung erinnern. Die Fotos von Oma und Opa zu Weihnachten legen wir auch noch mit rein. Und wollt ihr vielleicht einen leckeren Kirsch-Teebeutel mit dazu tun? Diesen könnt ihr euch für besondere Momente aufheben; ebenso wie die kleine Flasche mit dem Rosenöl. Einen Fruchtriegel lege ich euch auch mit dazu. Fällt euch noch etwas ein, was ihr in eure Schatzkisten legen könntet?"

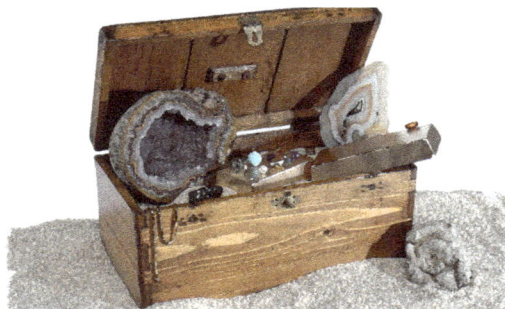

Oskars Augen funkelten: „Ja, diesen schönen, glitzernden Stein, den ich neulich gefunden habe. Das ist doch jetzt mein Glückstein. Er passt gut dazu."

Und auch Alice hatte eine Idee: „Nina hat mir neulich einen Brief geschrieben. Den möchte ich da auch hineintun. Und meine grüne Glitzermurmel."

„Ihr habt wirklich tolle Ideen, Kinder", merkte Mama an. „Diese Schatzkiste können wir von Zeit zu Zeit ergänzen. Es werden sich dort dann immer mehr Gegenstände ansammeln, die euch ein schönes Gefühl vermitteln können. Diese Kiste könnt ihr euch dann anschauen, wenn ihr die Erinnerungen an schöne Momente wieder zum Leben erwecken wollt."

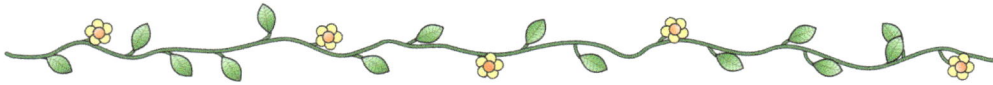

„Was hältst du davon, wenn wir Mama ein Rätselheft fürs Krankenhaus basteln?", fragte Oskar seine Schwester.

„Au ja. Mit Kreuzworträtseln und Wörtersuchkästchen. Und Witze können wir da auch reinschreiben. Darüber freut sie sich bestimmt." Die Geschwister hatten sich mit Schere, Kleber, Lineal und Stiften in den Garten zurückgezogen.

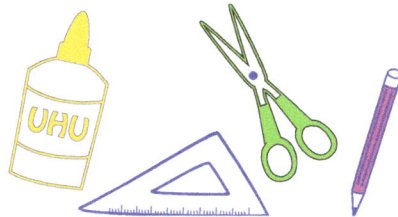

„Hey ho, hey ho", hörten die Kinder es plötzlich singen.

„Meinst du, jetzt kommt ein kleiner Zwerg mit einer roten Mütze zum Vorschein?", fragte Oskar.

„So ein Quatsch", Alice war viel zu aufgeregt, um auf die Scherze ihres Bruders einzugehen.

„Schau doch mal, da steht ein Frosch neben deinem Etui."

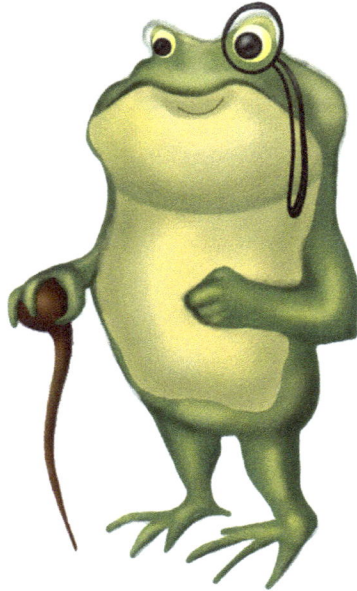

Tatsächlich. Ein grasgrüner Frosch mit einem Monokel und einem Stock in der Hand stand neben Oskars blauen Etui und summte fröhlich vor sich hin.

„Hallo Alice, hallo Oskar", begrüßte er die beiden. „Ihr habt ja schon Bekanntschaft mit der Eule Eugenie, der Ameise Lutz und dem Maulwurf Klaus gemacht. Ich bin der Vierte in der Runde. Man nennt mich Walter."

Walter nahm auf Oskars Etui Platz, aber rutschte über einen Radiergummi aus und landete auf dem Boden. Oskar und Alice schauten sich betreten an, aber der Frosch Walter fing schallend an zu lachen. Er rappelte sich wieder auf und setzte zum Sprechen an:

„Wisst ihr, ich bin nun schon ziemlich alt. Zumindest für einen Frosch. Und weil ich so alt bin, kommen oft Leute zu mir, die meinen, ich hätte das Leben verstanden. Sie wollen dann einen Rat von mir. Ich find das etwas merkwürdig, weil jeder seine eigenen Schlüsse aus dem Leben ziehen kann. Aber eines sage ich ihnen trotzdem immer: Verlernt nie über euch selbst lachen zu können."

Nun fing auch Alice an zu kichern und wenig später auch Oskar.

„In meinem Leben habe ich wirklich schon viel erlebt", sinnierte Walter. „Und ich war auch schon sehr oft traurig. Mein Vater ist früh gestorben und damals dachte ich, ich würde niemals wieder glücklich werden können."

Das ist auch logisch, dachte Alice. Wie sollte man denn auch jemals wieder glücklich werden können, wenn ein Elternteil gestorben ist?

Walter ergänzte jedoch:

„Aber dann passierte etwas Merkwürdiges: Ich erkannte, dass ich traurig sein kann und gleichzeitig glücklich. Eine lange Zeit dachte ich, ich könnte entweder nur traurig sein und diese Trauer müsste erst weggehen, um wieder glücklich sein zu können. Es war sehr befreiend zu erkennen, dass verschiedene Gefühle gleichzeitig möglich sind."

Walter erzählte von Unmengen von Taschentüchern, die er vollgeweint hatte. Und er erzählte von wilden Abenteuern, die er erlebte. Wie er Berge bestieg, einen eigenen Garten anlegte oder über einen Regenbogen rutschte. Bei dem Regenbogen waren sich die Geschwister jedoch uneinig, ob sie die Geschichte wirklich glauben sollten, selbst wenn Walter versicherte, dass sie wahr sei.

„Es gibt da einen schönen Spruch: ‚Wenn das Leben dir Zitronen gibt, mach Limonade draus.'

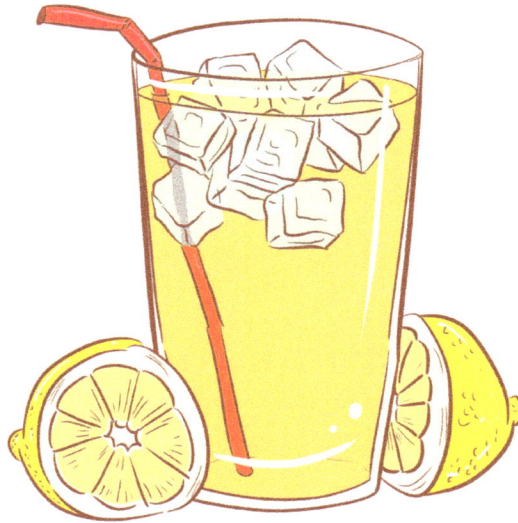

So habe ich das immer versucht zu handhaben. Einmal hatte ich mir das Bein gebrochen. Mitten im schönsten Hochsommer. So gerne wollte ich morgens aufspringen und Fliegen fangen gehen. Aber dann erinnerte mich der Schmerz in meinem Bein daran, dass ich mich schonen musste. Das war blöd und ich war traurig. Schließlich habe ich angefangen, ein Buch nach dem anderen zu lesen. Mir machte das viel Spaß und ich hätte es vermutlich nie gemacht, wenn ich mir das Bein nicht gebrochen hätte. Versteht ihr, wie ich das meine?"

„Ja", sagte Oskar.

„Nein", sagte Alice und fügte hinzu:

„Willst du damit sagen, dass alle blöden Sachen, die passieren, auch gut sind? Ist es etwa gut, dass Mama Krebs bekommen hat?"

Alice klang fast zornig.

„Nein. Ich will damit sagen, dass wir unser Erleben ändern können, in dem wir unsere Gedanken dazu ändern. Du könntest dich zum Beispiel fragen: Welcher Gedanke tut mir gut? Damals als ich den ganzen Tag mit dem gebrochenen Bein liegen musste, dachte ich zuerst immer, dass das wirklich sehr blöd sei. Und dann war es auch blöd. Als ich aber anfing, andere Sichtweisen zuzulassen, änderte sich mein Erleben. Ich fing an, mich auf das Bücherlesen zu freuen und empfand meine Situation nicht mehr nur als Belastung. Mir hat diese Sichtweise gut getan und das ist das Wichtigste gewesen."

Alice verstand nun besser, dachte später aber noch viel über Walters Worte nach.

Aus Oskar hingegen brach es wie ein Wasserfall heraus und er weinte all die Tränen, die er bisher immer zurückgehalten hatte. Hinterher fühlte er sich viel besser.

„Ich möchte euch gerne zu einer Urlaubsreise mitnehmen", sagte Walter unvermittelt.

„Urlaub? Ich glaube nicht, dass Mama und Papa uns das erlauben würden", antwortete Oskar und stellte sich vor, wie seine Eltern wohl reagieren würden, wenn er fragen würde, ob sie mit einem Frosch in den Urlaub fahren dürften.

„Nein, nicht so eine Urlaubsreise, wie ihr es kennt. Eine **Urlaubsreise in eurer Fantasie**!"

Übung

Darunter konnten Alice und Oskar sich nichts vorstellen, aber Walter wirkte so überzeugt, dass sie seinen Ausführungen weiter lauschten:

„Also, setzt euch erstmal hin. Oder legt euch hin. So wie es für euch am bequemsten ist. Und dann schließt die Augen. Atmet ein paar Mal ganz tief in euren Bauch ein und aus.

Stellt euch vor, dass ihr an einem warmen Ort seid. Die Sonne scheint. Spürt ihr die Sonnenstrahlen auf eurer Haut?

Ihr liegt an einem warmen Sandstrand. Könnt ihr den Sand zwischen euren Zehen spüren? Die Luft ist angenehm warm und riecht nach

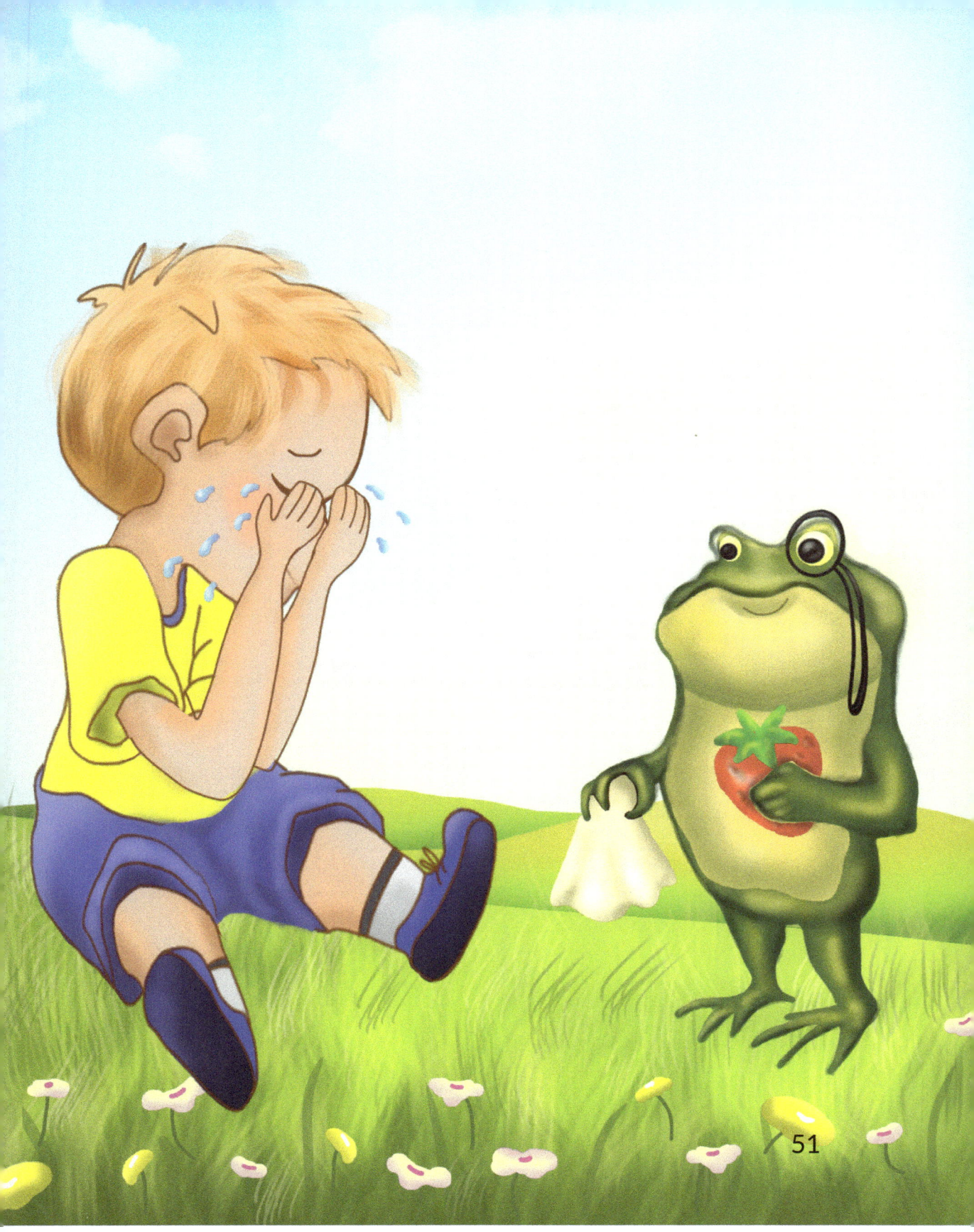

dem Salzwasser.

Wenn ihr ganz leise seid, könnt ihr das Rauschen der Wellen wahrnehmen.

Nun denkt an eine Sorge, die sich gerade in eurem Kopf befindet. Es ist okay, dass diese Sorge da ist. Ihr dürft sie nun aber loslassen. Nehmt sie und setzt sie auf ein kleines Holzschiffchen.
Wie sieht das Holzschiff aus, was eure Sorgen wegtragen soll? Ist es klein oder groß, bunt oder einfarbig, wirkt es freundlich oder beängstigend?

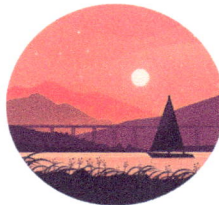

Setzt das Schiffchen mit eurer Sorge zusammen auf das Wasser. Ihr könnt nun zusehen, wie die Wellen das Schiffchen immer weiter hinaus aufs Meer tragen. Je weiter das Schiffchen davongetragen wird, desto kleiner wird auch eure Sorge. Irgendwann könnt ihr sie kaum noch sehen.

Die Wellen werden sich um das Schiff und die Sorgen kümmern. Ihr dürft euch nun wieder an den Strand legen. Wenn eure Sorge doch wieder in euren Gedanken erscheint, könnt ihr ihr abermals ein Schiffchen bauen. Oder ihr erinnert sie daran „Ich hatte dich doch mit dem Schiff fortgeschickt. Du darfst später wieder zur mir kommen, aber jetzt kümmern sich die Wellen um dich."

Bleibt noch eine Weile am Strand liegen. Könnt ihr die Wellen rauschen und die Möwen kreischen hören? Wollt ihr noch ein paar Muscheln suchen gehen?

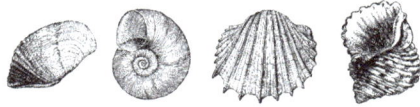

Nun kommen wir langsam wieder zurück von unserem Urlaub. Kinder, es hat mir wirklich Spaß gemacht mit euch!"

Alice sprang aufgeregt auf ihre Beine „Das war großartig, Walter! Es hat sich angefühlt, wie ein echter Mini-Urlaub. Wohin reisen wir denn das nächste Mal?"

Walter lachte. „Also in Kanada war ich noch nie und es soll dort sehr schön sein. Vielleicht wird das unser nächstes Urlaubsziel."

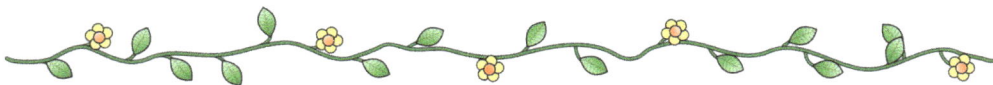

„Es ist wirklich nett von den Tieren, dass sie uns so beistehen", überlegte Oskar, als er mit Alice gerade das Grillbesteck vom Abendbrot wieder ins Haus brachte.

„Ja, das finde ich auch. Erst ist es komisch gewesen, aber ich glaube, ich verstehe jetzt die Worte von Walter besser: Es kommt darauf an, wie es uns am besten geht. Und ja, mit Tieren reden mag komisch sein, aber es hilft uns, dass sie uns so unterstützen", befand Alice.

Morgen war der große Tag: Ihre Mama musste ins Krankenhaus. Sehr früh am Morgen sollte es losgehen und so nutzen Alice und Oskar den Abend mit ihrer Mama. Sie sahen Fotoalben durch und spielten Mikado. Schließlich veranstalteten sie auch noch eine Kostümparty mit Mamas Perücken. Diese hatte sie sich vor einiger Zeit gekauft, aber nutzte sie nur sehr selten. Als Prinzessinnenhaare und Hexenhaube eigneten sie sich jedoch gut. Bald war Mama so aus der Puste vom wilden Spielen, dass sie die Kinder bat, langsamer zu machen.

Am Abend schlief Alice mit einem Gefühl ein, was man am ehesten als „Vertrauen" bezeichnen könnte.

Lutz, die Ameise, hatte es ihr so schön erklärt:

„Wir verstehen längst nicht alle Dinge in der Welt. Es hilft mir jedoch, darauf zu vertrauen, dass alle Wege schon ihre Richtigkeit haben werden. Manchmal können wir es nicht begreifen. Wir fragen uns, warum etwas so sein muss, wie es ist und wir wollen es anders haben. Dabei übersehen wir oft den Sinn, der sich hinter allem verbirgt, aber für uns nicht immer greifbar ist. Und manchmal hilft es uns, dem Lauf der Dinge einfach zu vertrauen."

Alice halfen die Worte, Oskar hingegen tat diese für Humbug ab. Aber das war auch in Ordnung, denn jeder darf an das glauben, woran er möchte.

„Wo seid ihr denn, Kinder?", rief Papa am nächsten Tag. „Kommt, wir wollen doch los und Mama besuchen."

Alice und Oskar, die gerade kleine Kieselsteine und Stöcker zu einem Mandala legten, sprangen auf und liefen freudig zum Auto.

Der Krankenhausflur sah trostlos aus. Kaffeekannen standen auf silbernen Tischen herum und eine Krankenschwester lief eilig an ihnen vorbei, ohne sie eines Blickes zu würdigen.

„Mama liegt in Zimmer 51", meinte Papa und las die Nummern auf den Schildern vor den Zimmertüren.

„Ah, hier sind wir richtig."

Papa klopfte. Von drinnen kam keine Antwort und so öffnete er vorsichtig die Tür einen Spalt.

Mama lag auf ihrem Bett und schlief. Ihr Gesicht war blasser als sonst.

Klaus hatte ihnen erklärt, dass so eine Operation wirklich anstrengend für den Körper ist. Diese Anstrengung versucht der Körper beispielsweise durch vermehrten Schlaf auszugleichen. Deswegen war es nicht ungewöhnlich, dass die Mama von Alice und Oskar schlief, obwohl es gerade erst nachmittags war.

Papa, Alice und Oskar setzten sich vor das Bett und Oskar nahm vorsichtig die Hand seiner Mama. Verschlafen blinzelte sie mit den Augen und blickte durch den Raum. Als sie die drei entdeckte, kehrte Leben in ihre Augen und sie wollte einen nach dem anderen umarmen. Plötzlich hielt sie mitten in der Bewegung inne und verzog schmerzverzerrt das Gesicht.

„Ach Mist, ich darf mich ja noch nicht richtig bewegen", erinnerte sie sich und tat so, als würde es gar nicht so sehr weh tun.

Oskar zog einen Blumenstrauß hinter seinem Rücken hervor. Mama hatte diesen schon längst erblickt, denn so ein schmaler Jungenrücken ist kein besonders gutes Versteck für einen üppigen Blumenstrauß.

Der Strauß bestand aus Gänseblümchen, Löwenzahn und Mohnblumen, die schon einige ihrer roten Blätter auf dem Weg verloren hatten. Mama freute sich sehr über den Strauß und bat Papa, die Krankenschwester nach einer Blumenvase zu fragen.

„Äh, wie geht es dir denn, Mama?", fragte Alice unbeholfen. Sie hatte sich die letzten Wochen daran gewöhnt, dass ihre Mutter oft im Bett lag und krank aussah, aber so schwach wie jetzt, hatte sie sie noch nie erlebt.

„Mein Schatz", begann ihre Mutter, „ich habe noch ziemliche

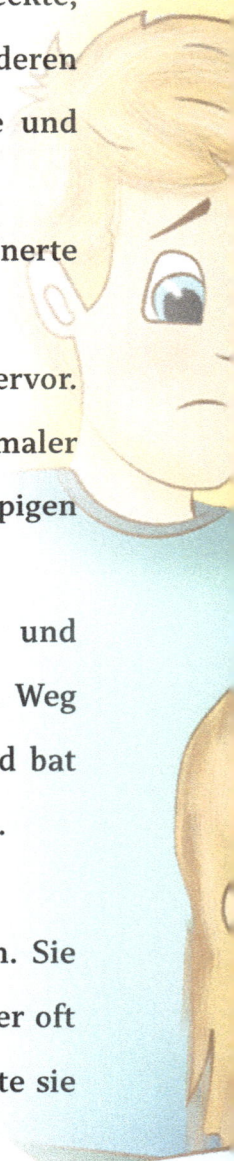

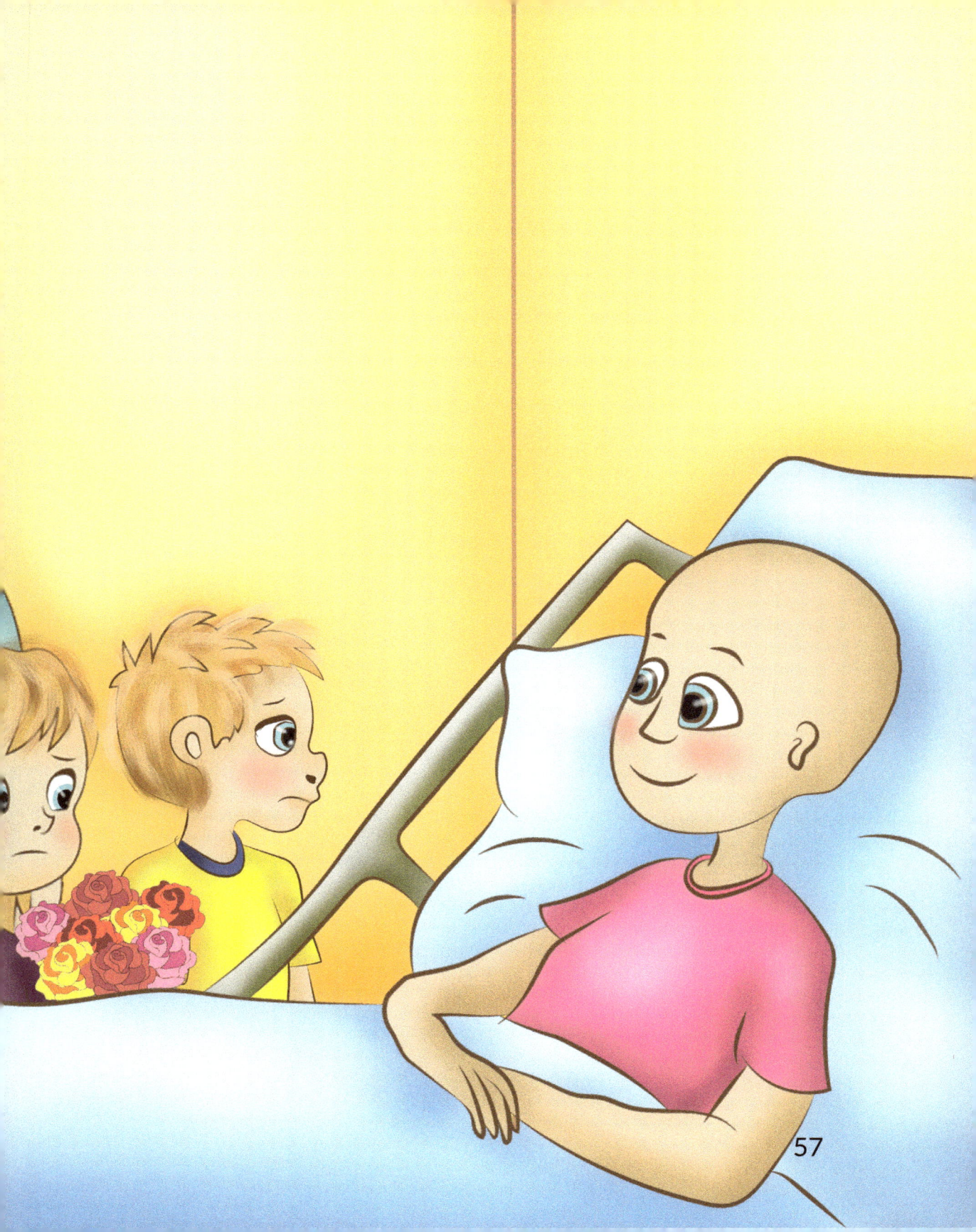

Schmerzen. Deswegen kann ich mich auch nicht so gut bewegen. Aber ich bekomme hier Medikamente und dadurch werden die Schmerzen erträglich."

Alice nickte und fügte freudig hinzu:

„Und bald kommst du wieder mit uns nach Hause. Dann ist alles überstanden und wird wieder ganz normal!"

Mama schaute traurig zur Seite und sammelte sich kurz:

„Es wird noch dauern, bis unser Leben wieder so wird, wie es vorher war. Schau mal, ich habe mich verändert. Und du, Papa und Oskar habt euch auch verändert. Wir werden gemeinsam herausfinden, wie unsere neue Normalität aussehen darf. Darauf freue ich mich sehr. Nach meinem Krankenhausaufenthalt habe ich erstmal ein paar Wochen Pause und anschließend wird noch die Bestrahlung stattfinden. Aber dann feiern wir eine richtig große Party!"

Vorsichtig konnten sie mit Mama einen Spaziergang im großen Kräutergarten des Krankenhauses machen. Mama hielt sich an Papa fest und dieser stützte sie, damit ihr das Gehen nicht so schwer fiel.

Übung

„Damals hat euer Opa mit mir immer eine **Gehmeditation** gemacht. Ich möchte das gerne mit euch ausprobieren", verkündete Papa. „Also, passt auf, es geht wie folgt:

Bei dieser Übung werden wir absichtlich besonders langsam gehen.

Wir wollen versuchen, jede einzelne Wahrnehmung zu spüren. Das kann man barfuß machen oder mit Schuhen. Nun achtet bei jedem Schritt auf eure Bewegung. Bemerkt ihr, wie eure Ferse den Boden berührt? Spürt ihr das Gras, was am Fuß kitzelt oder die kleinen Steinchen unter euren Füßen? Wie fühlt sich der Untergrund an? Achtet auf die verschiedenen Untergründe unter euren Füßen. Ist der Asphalt warm? Wollt ihr mal über diesen Baumstamm balancieren? Wie fühlt sich der gebogene Untergrund unter euren Füßen an?"

Alice und Oskar hatten Spaß an dieser Übung. Besonders das Barfußgehen gefiel ihnen. Selbst Mama ging ganz langsam über winzige Kieselsteine und kicherte leise, weil diese ihr am Fuß kitzelten.

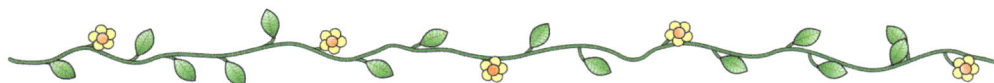

Am Abend saßen Eugenie, Alice und Oskar auf dem grünen Teppich in Oskars Zimmer beisammen.

„Ich verstehe, dass das schwierig ist", sprach Eugenie aufmunternd in Richtung der beiden.

„Jeder Mensch denkt die ganze Zeit tausend Gedanken. Wir Tiere machen das nicht. Wir leben einfach von einem Moment in den anderen. Ich kann euch sagen, dass es hilfreich sein kann, wenn man seine Gedanken mal eine Weile zur Ruhe bringt."

Alice rümpfte die Nase und rückte sich in ihrem Schneidersitz wieder gerade. „Aber ...", wollte sie gerade ausholen, als Eugenie einwarf:

„Wir versuchen etwas anderes. Wir machen eine **Achtsamkeitsübung**. Diese geht so:

Legt euch bequem hin. Lasst eure Arme locker zur Seite hängen und winkelt eure Beine vielleicht ein wenig an, um gemütlicher liegen zu können. Eure Augen dürft ihr auflassen. Achtet darauf, tief und langsam zu atmen. Durch die Nase einatmen und durch den Mund wieder ausatmen. Nun zählen wir langsam von 10 herunter:

10 • 9 • 8 • 7 • 6 • 5 • 4 • 3 • 2 • 1

Nun achtet ihr bitte mal darauf, was ihr alles hören könnt. Sprecht es nicht aus, beantwortet es einfach für euch selbst.

Seid leise. Was könnt ihr alles hören? Das Geräusch vom Computer vielleicht? Das Ticken der Uhr? Oder Autos auf der entfernten Straße?

Hört einmal ganz genau hin.

1 Minute Pause

Und nun achtet darauf, was ihr alles in eurem Körper spüren könnt. Vielleicht werdet ihr zuerst denken, ‚na gar nichts', aber habt ein wenig Geduld mit euch. Spürt ihr vielleicht den Teppich an eurem Popo?

Oder könnt ihr spüren, wie sich eure Fußsohlen anfühlen? Bemerkt ihr den leichten Windhauch beim Einatmen?

1 Minute Pause

Was könnt ihr alles sehen? Na klar, euer Zimmer ist euch vertraut. Aber schaut euch mal ganz langsam um. Welche Farben könnt ihr sehen? Könnt ihr erkennen, wo es hell und wo es dunkel ist? Seht ihr etwas, was euch Freude bereitet?

Könnt ihr irgendwas entdecken, was ihr schon lange nicht mehr wahrgenommen habt?

1 Minute Pause

Könnt ihr vielleicht auch etwas riechen? Das ist eine wirklich schwierige Übung, aber versucht es ruhig mal: Könnt ihr vielleicht durch das geöffnete Fenster die Blüten des Baumes riechen oder das vom Nachbarn gemähte Gras? Riecht ihr noch die warmen

Brötchen vom Abendbrot oder vielleicht das Shampoo, was ihr gestern ausprobiert habt?

1 Minute Pause

Nun springt bitte nicht sofort wieder auf. Fangt gemütlich an, euch erstmal zu strecken. Räkelt euch etwas auf dem Boden und setzt euch dann ganz langsam wieder hin.

Oskar rieb sich die Augen, streckte die Arme in die Luft und gähnte einmal herzhaft. Eugenie lachte:

„Ja, wenn der Körper einmal zur Ruhe kommt, ist es nicht ungewöhnlich, dass diese Entspannung auch müde machen kann."

Alice kam ebenfalls wieder zum Sitzen und erzählte begeistert über ihre Erfahrungen:

„Ich habe meine alte Spieluhr wiedergesehen. Sie steht seit 3 Jahren in meinem Schrank und ich hatte sie schon ewig nicht mehr wahrgenommen. Ich wusste gar nicht, dass ich sie noch habe und dabei laufe ich doch täglich an ihr vorbei."

„Und ich", plapperte Oskar dazwischen, „habe den Strom meines Computers gehört. Ich wusste gar nicht, dass der ständig so laute Geräusche macht. Und das Klackern der Uhr erst!"

„Diese Übung soll euch helfen, ein wenig Abstand zu euren üblichen Gedanken zu bekommen. Ihr beide macht euch in letzter Zeit viele Sorgen – das ist verständlich und es ist auch nicht schlecht. Aber es ist wirklich hilfreich, euren kleinen Köpfen auch mal eine Pause zu gönnen," Eugenie setzte sich die Brille wieder auf ihren Schnabel und verabschiedete sich mit einer Eulenumarmung von den beiden Geschwistern.

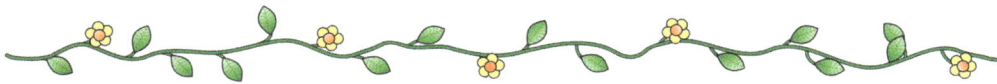

Es war ein Montag als Mama wieder nach Hause kam. Acht Tage hatte sie im Krankenhaus bleiben müssen und war daheim ganz arg vermisst worden. Papa hatte sich bemüht und jeden Abend ein anderes Rezept ausprobiert. Manchmal schmeckte es lecker. So wie die Crêpes mit Lachs und Spinat. Aber manchmal übertrieb er auch, fand zumindest Alice. Das Bergkäse-Risotto schmeckte zumindest niemandem – selbst Papa nicht.

Nun war Mama aber wieder da und Alice kam es so vor, als wäre ihr Herz damit wieder ein Stückchen vollständiger. In letzter Zeit schlief sie nicht mehr so gut. Zumindest fand sie sich häufig in Träumen wieder, die sie ängstigen. Darin starb zum Beispiel die alte Nachbarskatze und musste begraben werden. Alice wachte dann schweißgebadet auf, ihr Herz schlug ihr bis zum Hals und sie konnte nicht gleich wieder einschlafen. Sie hatte Oskar davon erzählt, aber er meinte, sie sollte es lieber für sich behalten, weil Papa und Mama schon genug um die Ohren hatten.

In den Armen ihrer Mama fing Alice nun aber ganz laut an zu schluchzen. In unvollständigen Sätzen berichtete sie ihr, dass sie sich so sehr freue, dass sie nun wieder zuhause wäre. Gleichzeitig habe sie aber Angst, weil sie so häufig Albträume habe.

„Mein Schatz", Mama strich ihr über das Haar, „das ist so mutig von dir, dass du mir davon berichtest."

Die Sorge, mit ihren eigenen Problemen nun ihre Mutter zu belasten, wiegelte diese ab:

„Ich bin unglaublich stolz auf dich, dass du deine Sorgen mit mir teilst. Mir ist es sehr wichtig, zu wissen, wie es dir geht."

Eine Lösung für Alices Albträume wusste Mama nicht. Aber Alice hatte das Gefühl, dass allein durch das Aussprechen ihrer Ängste, diese ein Stückchen kleiner geworden waren.

„Oh, das kann ich mir durchaus vorstellen," fiel Mama dazu ein. „Ängste mögen es gar nicht, wenn man ihnen in die Augen blickt. Die meisten schrumpfen dann automatisch etwas zusammen."

„Was war denn heute eigentlich gut?", wollte Mama noch gerne von

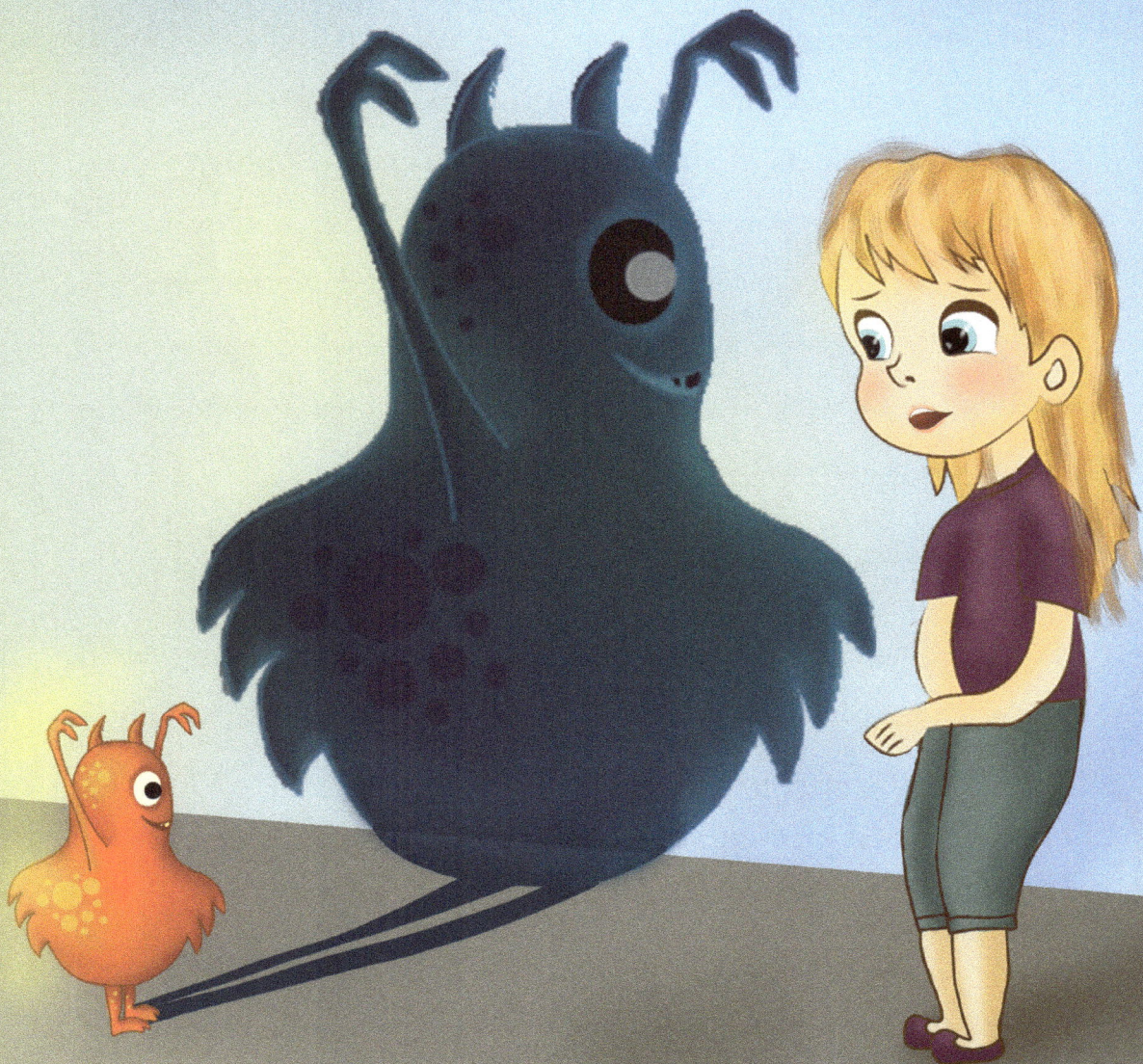

Alice wissen. Das fragte sie abends regelmäßig und manchmal sagte Alice erst trotzig „Gar nichts!", aber meistens fielen ihr dann doch noch eine Reihe schöner Dinge ein.

Alice überlegte:

„Hm, also ich war manchmal traurig. Aber es gab auch Gutes. Die Melone zum Frühstück war lecker. Und das Onkel Mike zum Mittag vorbeigekommen ist und mir mein repariertes Fahrrad zurückgebracht hat. Oh, und dass wir heute Nachmittag Arielle schauen durften war echt super!"

„Wenn wir drüber nachdenken, finden wir am Ende eines jeden Tages zumindest Kleinigkeiten, die uns glücklich gemacht haben", schloss Mama das Thema und schickte Alice nach einem Gutenachtkuss zum Zähneputzen ins Badezimmer.

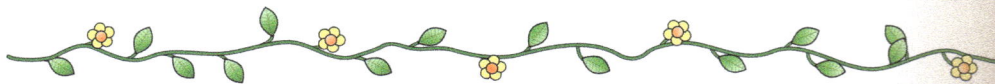

„Warum muss Mama denn überhaupt diese Bestrahlung machen?", fragte Oskar den Maulwurf Klaus. Er war schließlich Arzt und hatte in einer seiner Erdhöhlen eine ganze Bibliothek mit wissenschaftlichen Büchern über medizinische Themen.

„Eine Bestrahlung ist eine medizinische Anwendung und sie ist dafür da, eventuell noch verbliebene Tumorzellen zu zerstören."

„Was sind denn das für Strahlen? Sonnenstrahlen?", fragte Oskar

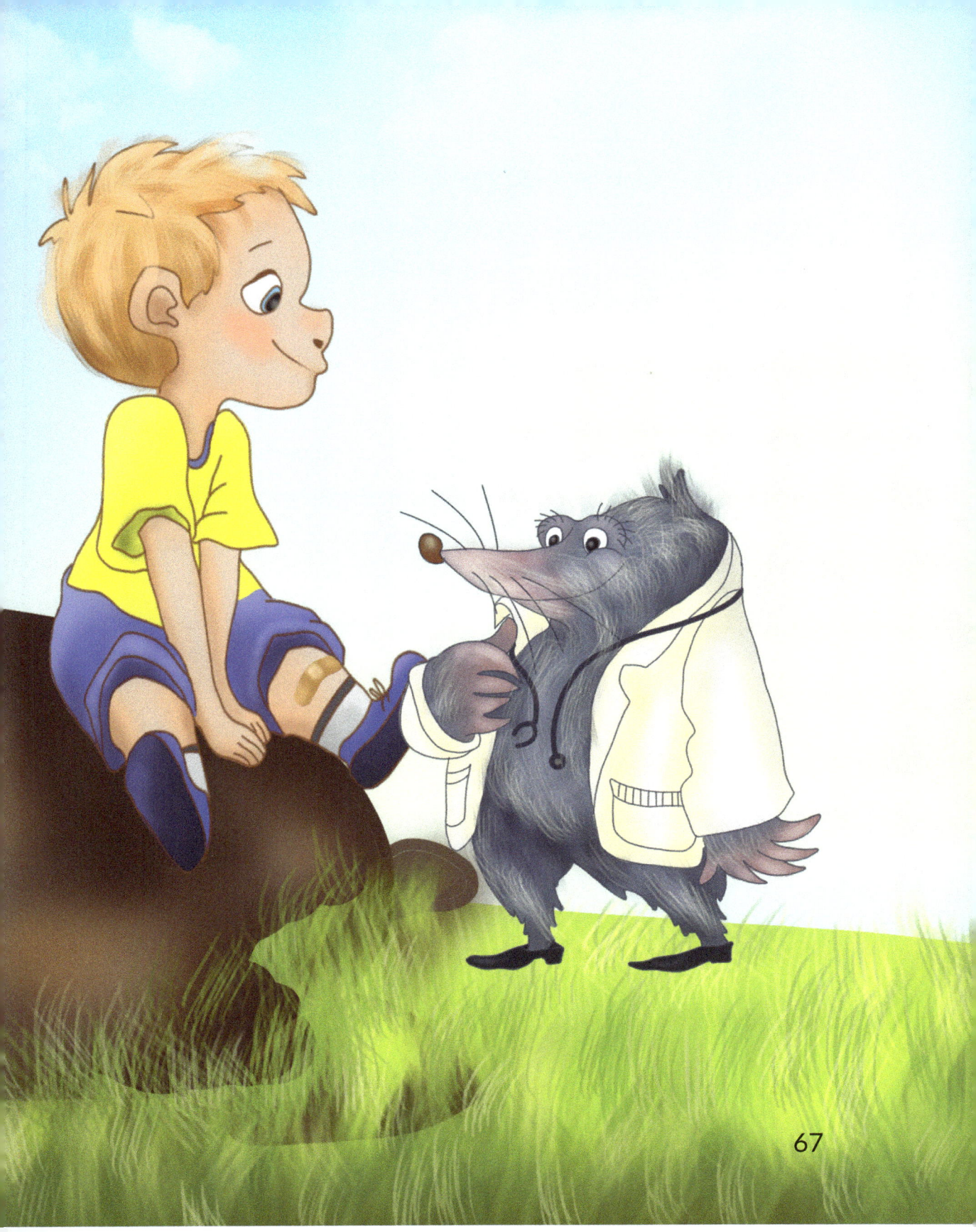

interessiert.

„Es gibt in der Tat viele Sorten von Strahlen: Sonnen- oder Lichtstrahlen zum Beispiel. Bei der Strahlentherapie hingegen werden mit bestimmten Apparaten Röntgenstrahlen erzeugt. Der Bereich, an dem der Tumor war, wird mit diesen Strahlen bearbeitet", erläuterte Klaus.

„Tut das weh?", wollte Alice wissen.

„Nein. Die Bestrahlung zerstört nur die möglicherweise noch verbliebenen Tumorzellen. Die normalen Zellen werden nur leicht beschädigt und erholen sich schnell wieder. In der Regel entstehen durch die Bestrahlung keine Schmerzen."

Klaus setzte sich neben die beiden und fuhr fort:

„Eure Mama muss wahrscheinlich einige Wochen jeden Tag zu dieser Behandlung. Die Bestrahlung selbst dauert nur wenige Minuten und ist, wie gesagt, schmerzfrei. Ärzte und Krankenschwestern werden eure Mama dabei regelmäßig überwachen, damit alles komplikationslos verlaufen kann."

Das Gespräch mit Klaus beruhigte die Geschwister und so stand dem morgigen Geburtstag ihrer Mama nichts mehr im Wege.

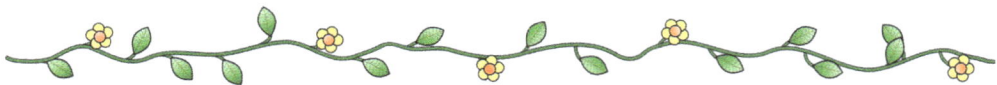

Die Kerzen auf dem Kuchen waren zu wenig. Alice wollte 36 Kerzen auf dem Kuchen platzieren, aber Papa meinte, dann hätten die Smarties auf der Schokoglasur keinen Platz mehr. So schmückten blaue, pinke, gelbe und grüne Smarties den Kuchen und Alice steckte eine einzelne Kerze in der Mitte des Kuchens fest.

Oskar deckte den Tisch, faltete Servietten zu einem Blumenmuster und Papa pustete ein paar Luftschlangen kreuz und quer über den Tisch.

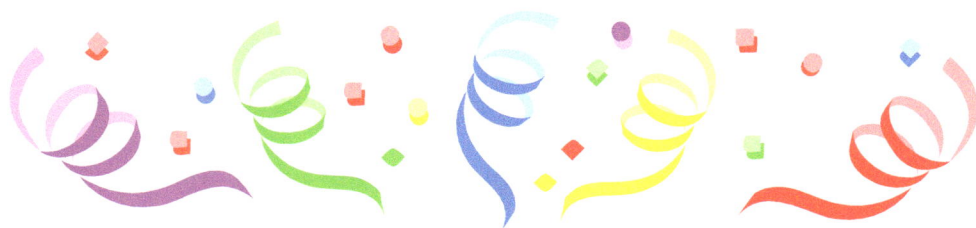

„Was ist denn hier los?", rief Mama erbost aus Richtung des Schlafzimmers. „Ihr wisst doch, dass ich zurzeit mehr Schlaf als sonst brauche. Da muss hier jetzt auch mal Ruhe sein."

Mama klang gar nicht so freundlich wie sonst. Fast schon ärgerlich und auf jeden Fall wütend.

Alice und Oskar waren geknickt, denn sie wollten Mama doch nur ihre Überraschung für morgen vorbereiten.

Papa legte seine Arme um Alice und Oskar und erläuterte:

„Mama hat in letzter Zeit viele Medikamente bekommen. Die Operation war auch anstrengend und die Bestrahlung tut zwar nicht weh, aber die täglichen Termine sind wirklich kräftezehrend.

Erinnert ihr euch daran, als wir einmal erst kurz vor Mitternacht vom Grillfest meines Arbeitskollegen Falko nach Hause kamen und nebenan die Jugendlichen noch laut mit ihrem Schlagzeug geübt haben? Ich zumindest kann mich sehr gut an eure Laune erinnern: Ihr wart müde und wolltet schlafen, aber die laute Musik hielt euch davon ab. Oskar, du trommeltest damals ganz laut gegen die Wand und riefst, dass du ihnen nie wieder die Zeitung vor die Tür legen würdest, wenn sie nicht auf der Stelle ruhig sein würden. Und dabei magst du die beiden eigentlich. Das hast du deswegen getan, weil dein Körper in dem Moment nach Erholung geschrien hat. Und aus diesem Grunde ist auch Mama nun laut geworden: Ihr Körper benötigt Ruhe und versucht dies durch klare und bestimmte Worte zum Ausdruck zu bringen."

Das Aufbauen des Geburtstagstisches machte dann doch noch Freude: Alice und Oskar machten sich einen Spaß daraus, möglichst leise zu sein.

„Hey, schaffst du es, die Teller auf den Tisch zu stellen ohne, dass sie auch nur ein bisschen klappern?", flüsterte Alice ihrem Bruder zu. Dieser tapste auf Zehenspitzen zu dem alten Küchenschrank und hätte sich beinahe in einer umherliegenden Luftschlange verheddert.

„Morgen wird Mama sich sicher freuen", stellte Oskar fest, als beide Geschwister gemeinsam den fertigen Tisch betrachteten.

70

„Lass uns vor dem Schlafen noch ein Spiel spielen", schlug Oskar vor. Er hatte es in der Schule einmal in der Nachmittagsbetreuung gespielt. Die Lehrerin meinte, es wäre ein gutes Spiel, um gedanklich ein wenig Abstand zu den ganzen Hausaufgaben zu bekommen. Vielleicht eignete es sich auch, um die Gedanken an Mamas Krankheit ein bisschen auszublenden und sich abzulenken. Er erklärte Alice das Spiel:

„Es nennt sich **ABC-Spiel**," sagte er, „und es geht so:

Übung

Wir überlegen uns zuerst, welche Wortgruppe wir wählen möchten. Zum Beispiel Berufe, Filme, Blumen oder Lebensmittel. Lass uns mal mit den Tieren beginnen. Also A wie Ameise. Und jetzt bist du dran."

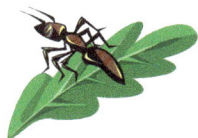

„Äh", Oskar war so schnell im Erklären und Alice musste erst nachdenken.

„Bergziege", ergänzte sie schließlich und fragte sich, ob Oskar ein Tier mit C wissen würde.

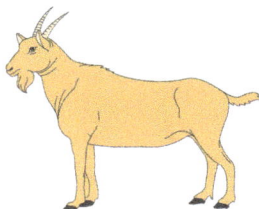

71

„C wie Chamäleon, Chihuahua oder Cockerspaniel."

Offenbar hatte Oskar dieses Spiel schon einmal gespielt.

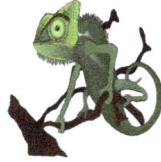

Alice und Oskar spielten das komplette Alphabet durch.

Zwischendrin lachten und grübelten sie. Einmal stritten sie sogar, weil sie sich uneinig waren, ob „Goofy" wirklich als Tier zu zählen wäre. Über die Krankheit ihrer Mutter dachten sie an diesem Abend jedenfalls nicht mehr nach.

Leise klopfte es an der Scheibe des Küchenfensters. Oskar drehte den Kopf seitlich und erkannte Walter, wie er mit einem kleinen Holzstab leise gegen das Fester schlug.

„Was machst du denn hier?", wollte Oskar freudig wissen.

„Ehrlich gesagt habe ich Kuchen gerochen", gestand Walter und schlüpfte durch das von Oskar eine Handbreit geöffnete Fenster hinein.

„Oh", stockte Alice, aber Walter ergänzte rasch, dass dies nur ein Scherz gewesen sei.

„Eigentlich wollte ich euch was zeigen". Er kramte ein altes, vergilbtes

72

Buch aus seiner Umhängetasche hervor. Der Buchrücken war mit verschnörkelten Buchstaben versehen und es wirkte so, als wäre es schon hunderte Male gelesen worden.

„In diesem Buch steht alles drin, was ihr über das Leben wissen müsst. Sehr oft habe ich es schon verliehen und nun möchte ich es euch ausleihen."

Walter reichte das Buch an die ausgestreckten Arme von Alice. Sie konnte es kaum erwarten, endlich die ganzen Geheimnisse des Lebens zu erfahren und schlug erwartungsvoll die erste Seite auf.

„Aber ... aber ...", stolperte sie über ihre eigene Stimme, „das Buch ist ja leer. Es enthält eine leere Seite nach der nächsten!"

Oskar blickte verwundert zwischen Alice und Walter hin und her.

„Ja, mein Liebes. Das Buch enthält lauter unbeschriebene Seiten. Manchmal kommen Menschen zu mir, die mich fragen, was sie tun sollen und wie sie leben sollen. Ich antworte dann immer: Das liegt an dir und daran, wie du leben möchtest. Es gibt keine vorgeschriebenen Pläne. Das wäre ja auch wie eine Fessel. Ihr seid frei, euer Leben so zu gestalten, wie ihr möchtet."

Alice blätterte durch die leeren Seiten und hatte manchmal das Gefühl, zu verstehen, wovon Walter sprach.

„Aber hier, auf der letzten Seite!", purzelten die Worte aufgeregt aus ihr heraus, „hier ist ein großes Herz gemalt. Ein Herz mit Pflastern und Rissen und in einem wunderschönen, satten Rot."

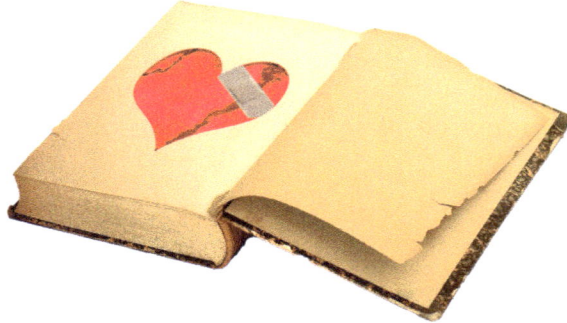

„Das Herz ist der einzige Hinweis, den euch dieses Buch geben wird", erläuterte Walter. „Wenn ihr in eurem Leben mal eine schwierige Entscheidung treffen müsst, dann fragt euch: Was würde euch euer Herz jetzt raten? Und glaubt mir, das Herz ist der beste Ratgeber."
Damit schloss Walter seine Erklärstunde, kündigte an, müde zu sein und schlüpfte flink wieder aus dem noch immer geöffneten Fenster hinaus.

„Er ist ja schon irgendwie komisch", merkte Alice an. „Aber ich mag ihn."

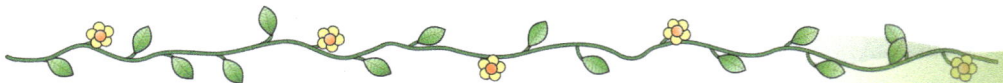

Am nächsten Morgen stand Oskar kurz nach Sonnenaufgang auf, um noch frische Blumen für den Geburtstagstisch zu pflücken.
Die Tulpen ließ er lieber stehen, weil er wusste, dass es sonst Ärger

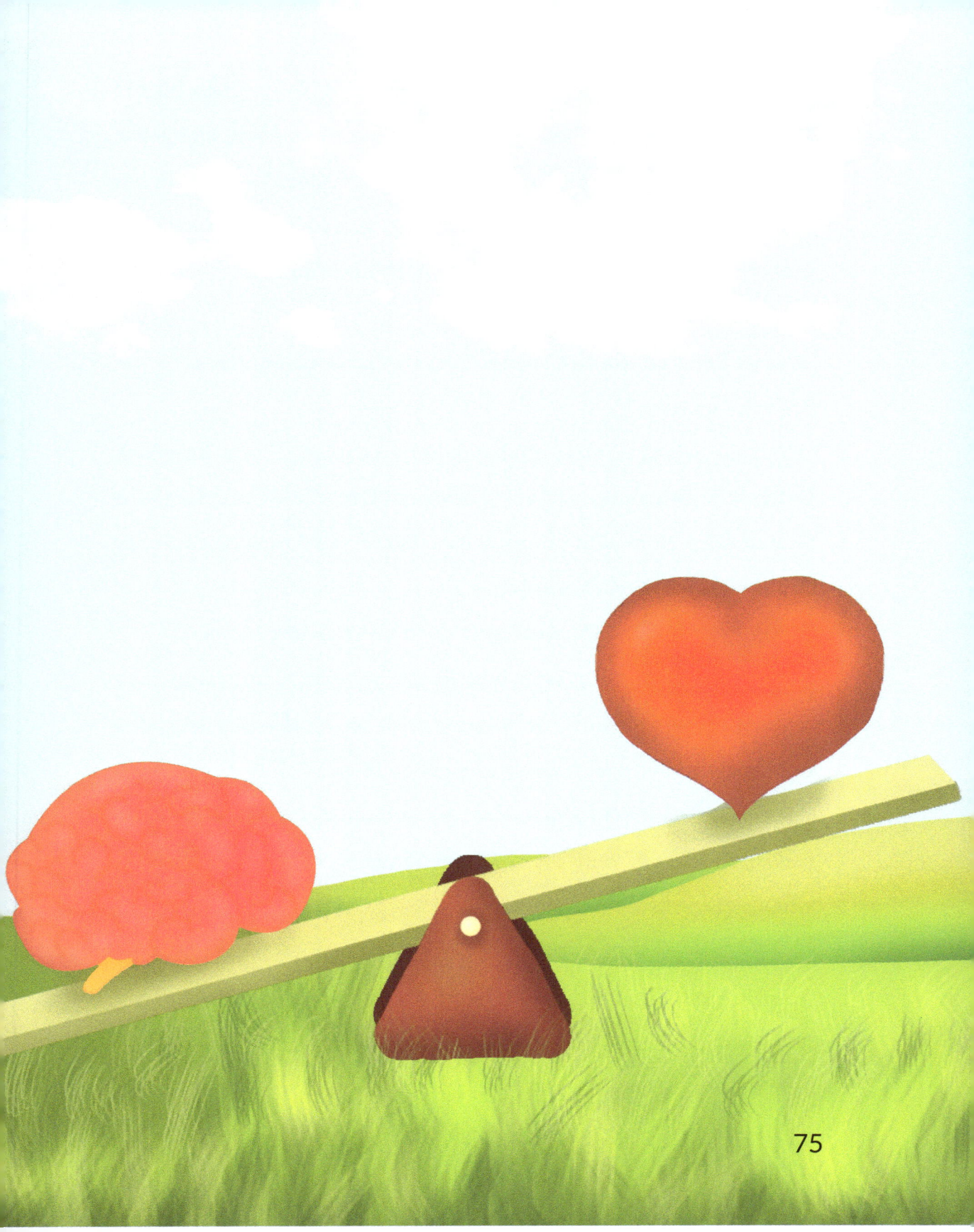

von Papa geben würde. Die gelben Blumen vom Löwenzahn pflückte er jedoch zahlreich. Plötzlich stolperte er, weil er mit dem Fuß gegen etwas Hartes trat. Vor ihm lag der Maulwurf Klaus und er sah gar nicht gut aus. Die Farbe war merklich aus seinem Gesicht gewichen und er wirkte so, als hätte er ein wenig Schmerzen.

„Was ist denn mit dir los, Klaus?", fragte Oskar erschrocken.

Klaus keuchte.

„Ich habe wirklich viele Jahre als Arzt gearbeitet, wie ihr wisst. Daher weiß ich auch, was mit mir los ist. Oskar, ich bin schon sehr alt und mein Herz wird immer schwächer. Es wird nicht mehr lange dauern, bis ich sterben werde."

„Nein!", rief Oskar. „Da muss man doch was machen können."

„Wenn Menschen jung sind und krank werden, dann kann man ihnen oft helfen. Wenn man allerdings alt ist, ist dies der Weg, den das Leben nun einmal irgendwann gehen muss."

Oskar war so erschrocken, dass er seinen Blumenstrauß fallen ließ und ohne ein weiteres Wort mit Klaus zu sprechen zurück ins Wohnhaus rannte.

Am Tisch saßen schon alle: Mama, Papa und Alice.

„Wo warst du denn?", wollte Alice verärgert wissen.

„Wir wollen doch anfangen."

Papa zündete die Kerze an und gemeinsam sangen sie alle „Wie schön, dass du geboren bist".

Mama freute sich über den Kuchen, die Luftschlangen und die gemalten Bilder von Oskar und Alice. Papa hatte ihr ein Buch geschenkt, was sie ihm mit einem Kuss auf den Mund dankte. Nur Oskar war in seine eigenen Gedanken vertieft. Klaus darf doch nicht so einfach sterben. Später wollte er sich hierüber mit Alice austauschen, vergaß es im Trouble des Geburtstages aber wieder. Tante Julia kam mit ihrer Tochter Hanna zu Besuch und so verging der Nachmittag mit Fangenspielen, Topfschlagen und Schaumkussessen.

Abends im Bett war Oskar so müde, dass er vergaß, Alice vom kranken Maulwurf Klaus zu berichten.

Die Geschwister malten gerade Hüpffelder mit Kreide auf den Asphalt, als sie Lutz erblickten. Anders als sonst, lächelte er diesmal nicht gleich, sondern blickte Alice und Oskar stumm an.

„Lasst uns ein Stückchen miteinander gehen", schlug er vor.

Alice legte ihre Kreide zur Seite und Oskar fiel erschrocken ein, dass er noch gar nicht wieder nach Klaus gesehen hatte.

„Ich möchte es kurz machen: Klaus ist in der letzten Nacht gestorben. Er war schon alt und seine Organe nicht mehr kräftig genug. Ich war bei ihm und er ist schließlich friedlich eingeschlafen."

Oskar brach unvermittelt in Tränen aus.

„Ich hätte ihm gestern helfen oder wenigstens zuhören sollen."

Alice verstand nicht, wovon Oskar sprach und es dauerte etwas, bis er zwischen seinen Tränen hervorbringen konnte, dass er gestern einfach vor Klaus davongelaufen war.

„Da hat er sich bestimmt total allein gelassen gefühlt," meinte Alice erschrocken, aber Lutz wandte rasch ein:

„Nein, Alice. Klaus hat sich nicht von Oskar allein gelassen gefühlt. Ich habe mit Klaus gesprochen und er wusste, dass Oskar vor Schreck selbst nicht wusste, wie er reagieren sollte. Wenn Menschen hilflos sind, reagieren sie manchmal so, dass sie davonlaufen. Das war nicht böse von Oskar gemeint. Klaus hat es ihm nicht übelgenommen. Er wusste immer, dass ihr beide ihn sehr gerne hattet."

Nun weinte auch Alice.

„Aber wo ist Klaus denn jetzt?", fand Oskar als Erster seine Sprache wieder.

„Meinst du seinen Körper oder seine Seele?" Lutz überlegte kurz:

„Also, sein Körper wird von mir und Walter morgen beerdigt werden. Nach dem Tod eines Tieres ist der Körper nur noch eine leere Hülle, die davon nichts mehr mitbekommt, dass sie vergraben wird."

„Und seine Seele?", erkundigte sich Alice.

„Seine Seele ist nun wieder nach Hause gegangen."

78

Lutz war sich seiner Worte da offenbar recht sicher, aber Oskar hakte trotzdem nach.

„Weiß man das denn ganz genau? Ich meine, ist das irgendwie bewiesen worden oder so?"

Lutz lachte ein traurig klingendes Lachen.

„Nein, beweisen kann man das nicht. Deswegen gibt es auch viele Leute, die nicht daran glauben können. Aber nur, weil man mit unseren wissenschaftlichen Methoden etwas nicht beweisen kann, heißt das nicht, dass es nicht existiert. Wenn ihr die Leute vor 500 Jahren gefragt hättet, ob man jemals Flugzeuge würde bauen können, dann hätten die es sicher verneint. Und so steckt auch die Wissenschaft mit Forschung rund um das Thema Tod noch in den Kinderschuhen. Was aber feststeht, ist, dass es Phänomene gibt, für die die Wissenschaft keine Erklärung hat. Wollt ihr meine Meinung hierzu wissen?"

Die Geschwister nickten gleichzeitig.

„Also, ich bin mir ganz sicher, dass die Seele eines Menschen oder eines Tieres nach seinem Tod dahin zurück geht, wo sie herkommt. Ich glaube, dass wir Menschen dies mit unserem Verstand nie ganz begreifen werden können. Es ist schon viele Jahre her, da ist mir Gott begegnet. Nicht der Gott, wie er in der Bibel beschrieben ist, sondern Gott als körperloses, liebevolles Wesen. Seitdem habe ich keine Zweifel mehr an seiner Existenz. Wenn ihr mal in eurem Bekanntenkreis herumfragt – also eure Großeltern, Cousinen und Cousins oder eure Lehrer – dann werdet ihr viele unterschiedliche Antworten bekommen. Einige Leute glauben an Gott, manche davon sind ihm vielleicht sogar begegnet, und wieder andere halten seine Existenz für unwahrscheinlich."

Alice erinnerte sich an Walters kürzliche Worte.

„Vielleicht hilft es, wenn man sein Herz dazu befragt."

„Und was antwortet dein Herz dir?", fragte Lutz nach.

„Hm … ", Alice suchte nach einer Antwort.

„Lass dir Zeit", kommentierte Lutz nach einer Weile. „Manchmal brauchen Antworten erst ein wenig, bis man sie klar in sich fühlen kann. Man muss nicht immer gleich auf alles eine Antwort wissen."

Übung

„Ich möchte euch gerne einen **sicheren inneren Ort** vorstellen", sagte Lutz. Er erläuterte die Vorteile dieses Ortes: „Ihr müsst nicht weit reisen und braucht auch kein Auto. Es ist dort immer warm, wenn ihr es warm haben wollt. Und ihr seid in wenigen Sekunden dort."

Alice und Oskar sahen sich an. Was meinte Lutz denn für einen geheimnisvollen Ort?

„Es ist euer persönlicher sicherer Ort und er befindet sich in eurer Fantasie:

80

Erinnert euch an einen Ort, an dem ihr euch schon mal richtig wohlgefühlt habt. Vielleicht ein Ort in der Natur. Im Garten, am Strand oder in den Bergen. Ihr müsst auch noch nicht dort gewesen sein, ihr könnt den Ort auch ganz nach eurer Vorstellung gestalten. Ist es dort warm? Sind Blumen oder Bäume vorhanden? Welche Jahreszeit ist es? Wonach riecht es? Wer ist dort mit euch zusammen? Ihr könnt natürlich auch ganz alleine dort sein, wenn ihr das möchtet.

Du bist der Schöpfer dieses inneren sicheren Ortes. Du kannst ihn gestalten. Prüfe mal, ob du dich wohl fühlst? Ansonsten stell es dir noch etwas anders vor. Vielleicht wärmer? Oder leiser? Gestalte diesen Ort in deinen Gedanken so lange, bis du dich richtig wohlfühlen kannst.

Nun kannst du dir eine Geste überlegen, die dich wieder an diesen Ort zurückbringen kann. Du kannst zum Beispiel deine Zeigefinger reiben. Und jedes Mal, wenn du bewusst deine Zeigefinger reibst, wird es dir einfacher fallen, wieder zu diesem inneren sicheren Ort zurückzukehren.

Diese Übung funktioniert nicht immer beim ersten Mal, aber ihr könnt es regelmäßig trainieren. Ihr könnt diese Übung auch kurz vor dem Einschlafen gut nutzen."

Der sichere innere Ort von Alice befand sich in einem grünen, großen Garten. Die Blumenbeete waren nicht akkurat angelegt, sondern hier und da wuchs Unkraut und dies verlieh diesem Ort seine Gemütlichkeit. Es gab alte Obstbäume und einen Schaukelstuhl aus Holz. In einer Hängematte zwischen zwei Pflaumenbäumen lag Mama und schlief. Alice stellte sich den Geruch von Flieder und Lavendel vor und fühlte sich sicher und geborgen.

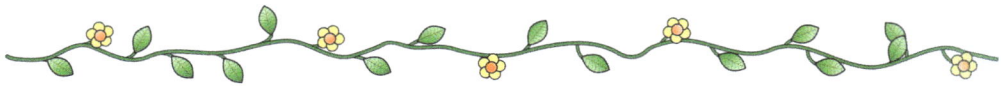

Die Beerdigung von Klaus fand am nächsten Tag statt und die Wolken schienen ebenfalls zu weinen. Alice schnäuzte ihre Nase und Oskar hielt ihre Hand ganz fest. Das tat er sonst nie, weil er dachte, er wäre dafür schon zu alt. Aber jetzt erschien es ihm tröstlich, sich nicht ganz allein zu fühlen.

Lutz hielt eine Rede. Er erzählte über das Leben von Klaus. Wie es dazu kam, dass er Arzt wurde, warum er seinen Beruf liebte und dass er sich mit besonderer Hingabe seiner letzten Aufgabe zuwandte:

„In diesem Frühling lernte Klaus die beiden Geschwister Alice und Oskar kennen", sprach er. „Er hatte sie besonders in sein Herz geschlossen und war sehr dankbar darüber, sie ein Stück ihres Weges begleiten zu können."

Alice legte Gänseblümchen auf das Grab von Klaus und schluchzte noch immer.

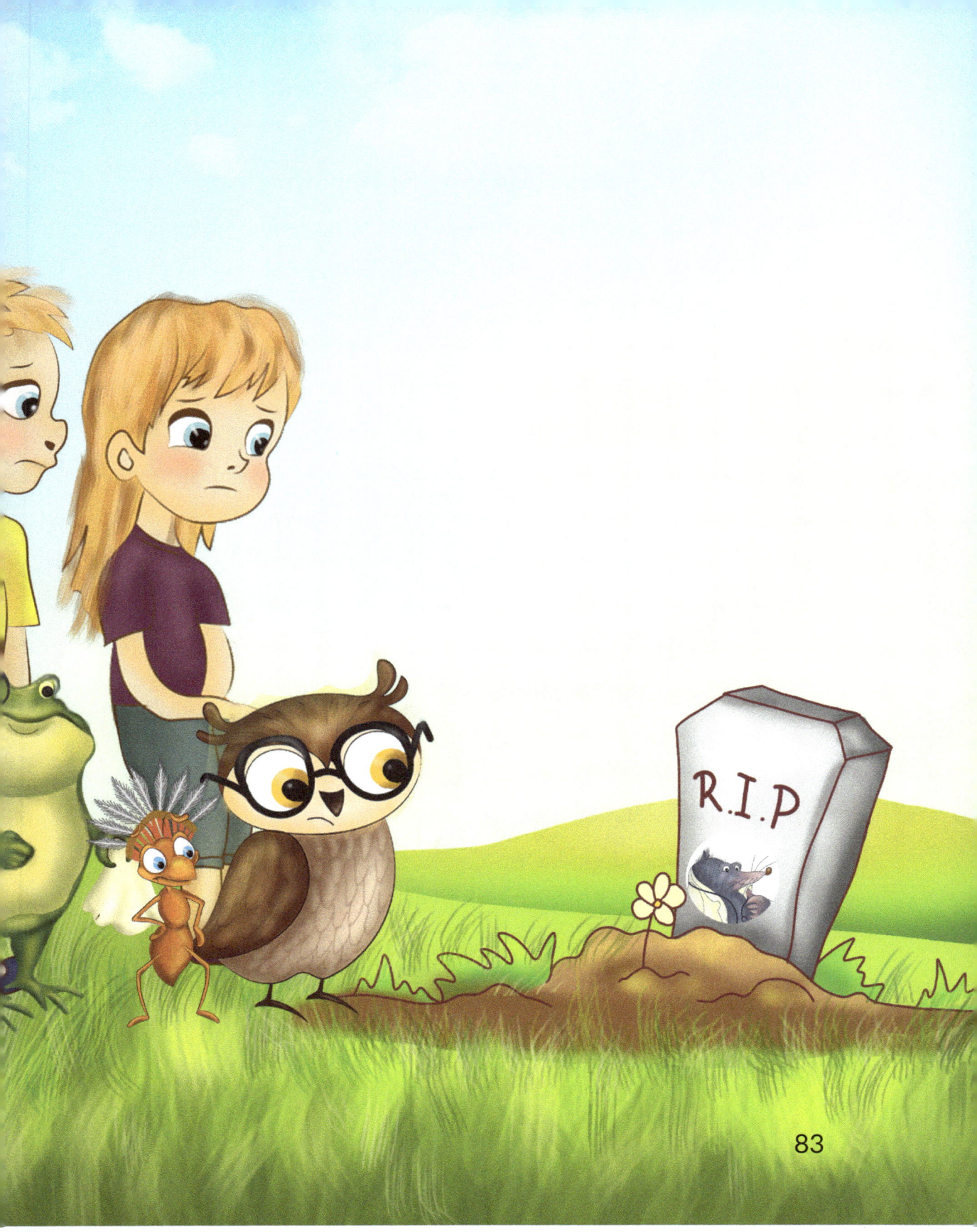

„Als ich ein Kind war, ist meine Oma gestorben", hörte sie die Stimme von Lutz.

„Weißt du, was ich dann immer gemacht habe? Ich habe mir einen Stern am Himmel ausgesucht und mir vorgestellt, dass meine Oma jetzt von diesem Stern aus zu mir herunterblicken und auf mich aufpassen kann. Seitdem ist dieser Stern mein persönlicher Schutzengel."

„Glaubst du denn, dass das wirklich so ist?", machte sich Alice Gedanken.

„Aber natürlich", kam die rasche Antwort von Lutz. „Ein jeder darf an das glauben, woran er glauben möchte. Es gibt keine Vorschriften und keine Gesetze und niemand kann mir beweisen, dass es nicht wirklich so sein kann."

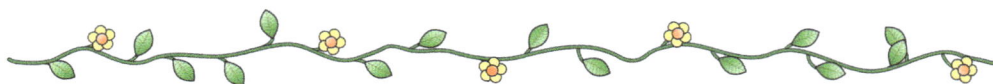

Spät am Abend, als die Sonne längst untergegangen war, zog sich Alice die Decke bis zur Nasenspitze hoch. Erst war Mama so lange krank gewesen und gerade fing es an, ihr wieder besser zu gehen, und dann starb plötzlich Klaus. Ihre Augen füllten sich schon wieder mit Tränen, die über ihre Wangen herunterliefen, als sie plötzlich ein Funkeln am Himmel entdeckte. Zuvor war sie sich nicht sicher, ob sie die Geschichte von Lutz und seiner Oma am Sternenhimmel glauben sollte, aber diesmal war es ihr Herz, das ihr eine Antwort gab. Und ab diesem Zeitpunkt hatte auch Alice einen Schutzengel.

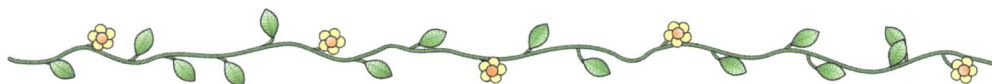

Mama hatte die Bestrahlung Ende des Sommers überstanden. Ihre Haut war an einigen Stellen manchmal gerötet und sie durfte diesen Sommer auch nur unter einem schützenden Sonnenschirm ihr heißgeliebtes Sonnenbad nehmen.

„Kommt mal her", rief sie Alice und Oskar zu.

Oskar legte seine Schaufel zur Seite und Alice passte auf, dass sie barfuß nicht auf eine Wespe trat.

Mama hielt ihnen ein Prospekt vor die Nase. Oskar sah einen langen Sandstrand, fast wie in der Fantasiereise, die Eugenie mit den beiden Geschwistern durchgeführt hatte. Dahinter befand sich ein großes Haus mit vielen Fenstern, das fast wie ein Hotel aussah.

„Das ist eine Rehaklinik", erläuterte Mama. „Dort werde ich mich für 3 Wochen von den Behandlungen erholen."

Alice erstarrte. „Drei Wochen ohne uns?"

„Ach so," Mama lachte, „das habe ich vergessen zu erwähnen: Ihr kommt natürlich mit. Es gibt dort eine hervorragende Kinderbetreuung und wir können viel Zeit gemeinsam am Strand verbringen und Muscheln suchen."

Alice und Oskar waren außer sich vor Freude und löcherten Mama mit allen Fragen, die ihnen in den Sinn kamen:

„Kann man da auch Eis essen?"

„Gibt es dort auch ein Schwimmbad?"

„Können wir da auch mit anderen Kindern spielen?"

Mama konnte jede dieser Fragen mit Ja beantworten und Alice und Oskar schmiedeten aufgeregt Pläne und überlegten, welche Kuscheltiere sie auf die Reise begleiten sollten.

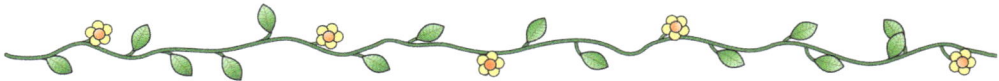

Die Monate vergingen, Alice und Oskar erlebten eine aufregende Zeit mit ihrer Mama am Meer und schließlich kam die Adventszeit. Die Tage wurden kürzer und es roch überall nach frisch gebackenen Keksen. Mamas Haare waren wieder da – so kurz wie bei einem Igel, aber Mama freute sich und Papa wuselte ihr immer wild hindurch.

Eugenie kam Alice und Oskar noch einige Male besuchen. Manchmal sprachen sie über all das, was die beiden Geschwister beschäftigte. Aber es kam auch vor, dass sie einfach gemeinsam Memory spielten und dabei die Gespräche über den Ernst des Lebens vergaßen. Zu hören war dann nur ein Kinderlachen und die gespielt empörten Laute einer Eule, die regelmäßig den Kindern das Gewinnen überließ.

Lutz und Walter sahen sie nur noch selten. Ab und an begegneten sie ihnen zufällig draußen beim Spielen. Walter erzählte manches Mal abenteuerliche Geschichten und Lutz bot an, gemeinsam mit ihnen zu beten. Alice nahm dies gerne an, während Oskar lieber Fußball spielen oder Matschburgen bauen wollte.

An das Grab von Klaus legten die Geschwister einmal im Monat neue Blumen. Das war jetzt im Winter gar nicht so einfach, aber Oskar meinte, über einen Zweig aus Mamas Basilikumtopf hätte Klaus sich sicher ebenso gefreut, wie über eine hochgewachsene Rose.

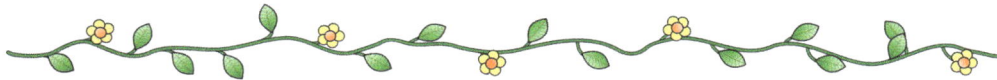

Mama hatte die Krebsbehandlungen überstanden.

„Gottseidank", sagte sie, „kommen nun wieder leichtere Zeiten."

„Glaubst du denn an einen Gott, Mama?", erkundigte sich Alice.

„Jeden Tag ein bisschen mehr", antwortete Mama und erzählte Alice, dass ihr vor wenigen Wochen eines Nachts im Traum eine Ameise erschienen war. Diese hatte einen Hut aus Federn und man kann es sich kaum vorstellen, aber diese Ameise konnte sprechen. Sie nannte sich Lutz und erzählte ihr davon, dass es einen Gott geben würde, der seine Hände über alle Lebewesen halten würde und der einst versprach, dass alles im Leben einen Sinn haben würde. Auch wenn es uns manchmal schwerfällt, diesen auf den ersten Blick zu erkennen. Der Traum spielte in einer völlig anderen Welt, in der alles möglich erschien. Sogar Alice und Oskar kamen in diesem Traum vor.

„Mama, bist du sicher, dass das nur ein Traum war?"

„Alice, Ameisen können nicht sprechen. Natürlich war das nur ein Traum."

Alice kuschelte sich in die Arme ihrer Mutter.

Wie konnte Lutz nur in Mamas Traum geraten sein? Und war es nicht merkwürdig, dass die Tiere in diesem Sommer angefangen haben, mit Alice und Oskar zu sprechen?

Weihnachten verging und schließlich auch Silvester. Mit Beginn

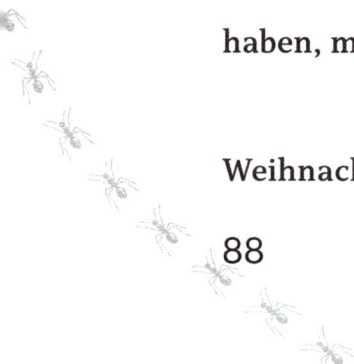

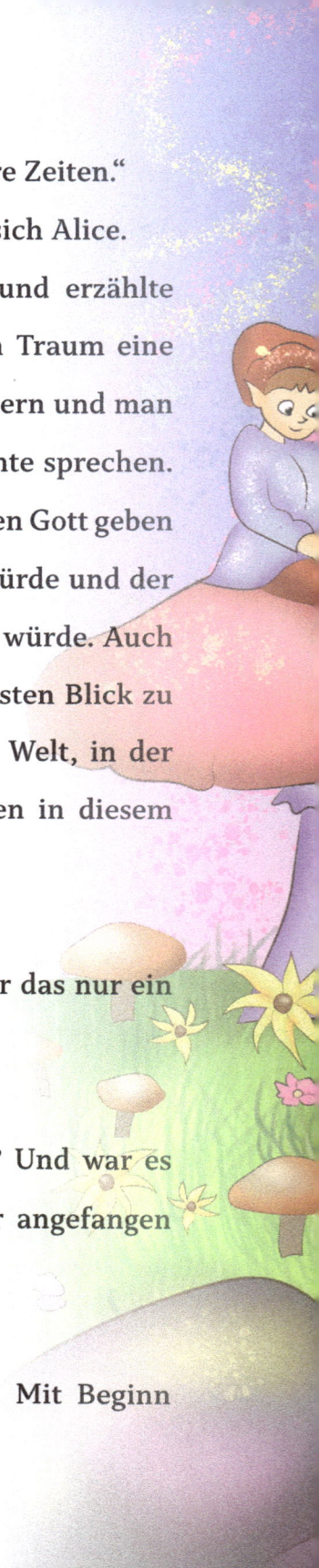

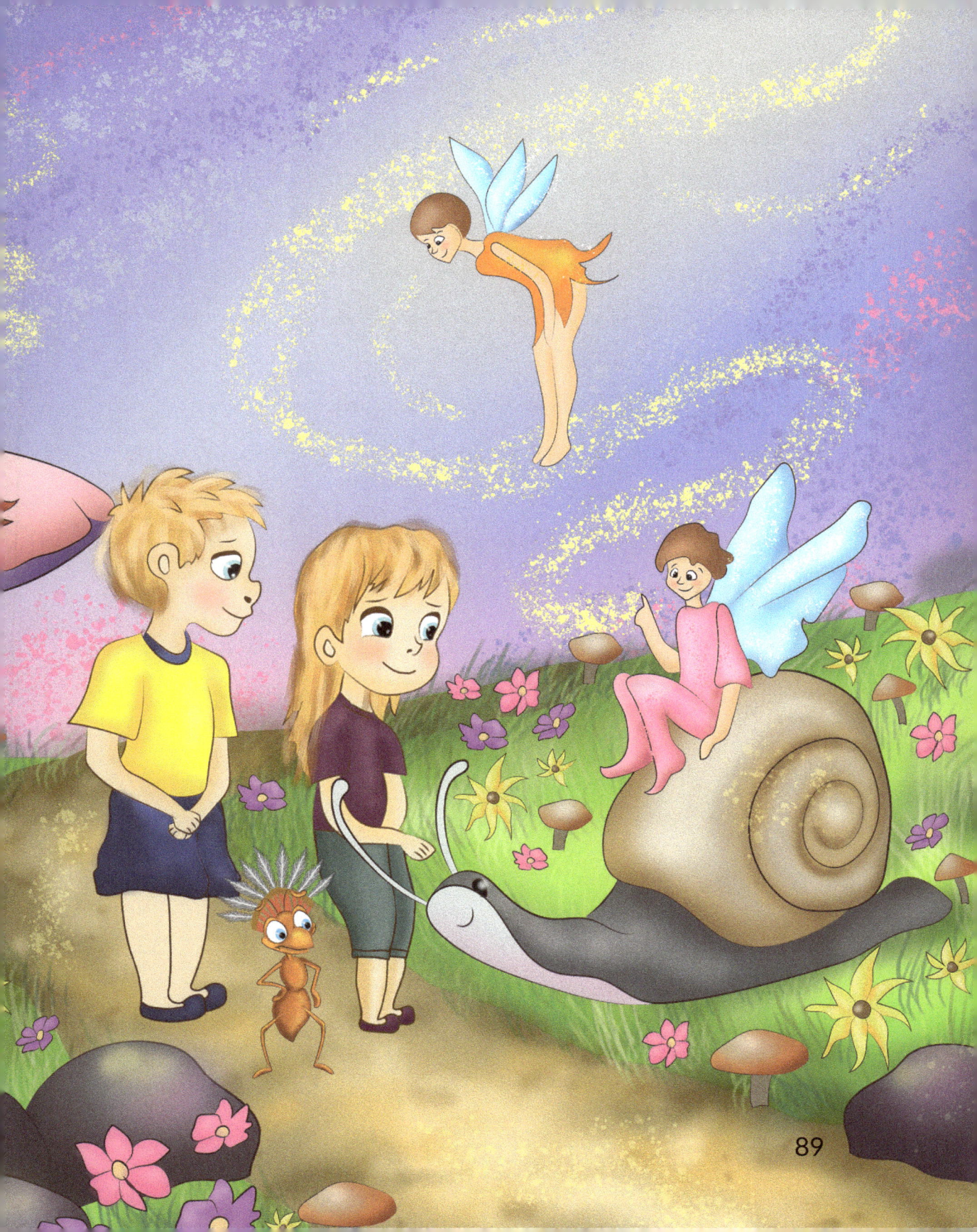

des neuen Jahres hörten Lutz, Walter und Eugenie auf, mit den Geschwistern zu sprechen. Sie waren plötzlich wieder einfach eine Ameise, eine Eule und ein Frosch. Oskar hatte jedoch das Gefühl, dass der Frosch ihnen ab und an zublinzeln würde. Und nachts, wenn Alice heftig im Traum strampelte und sich aufdeckte, hatte sie das Gefühl, ein großer gefiederter Arm würde ihr die Decke wieder über ihren Körper legen.

„Ich glaube, sie waren deshalb für uns da, weil wir Unterstützung brauchten", resümierte Oskar. Vielleicht funktioniert das so im Leben, dachte er schließlich:

Das, was uns hilft, wird zur rechten Zeit zu uns kommen und uns unterstützen, solange wir die Unterstützung benötigen. Wir müssen nur die Augen offenhalten.

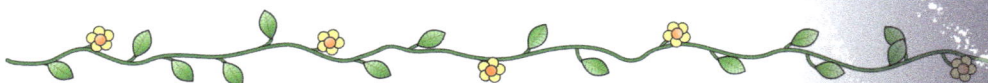

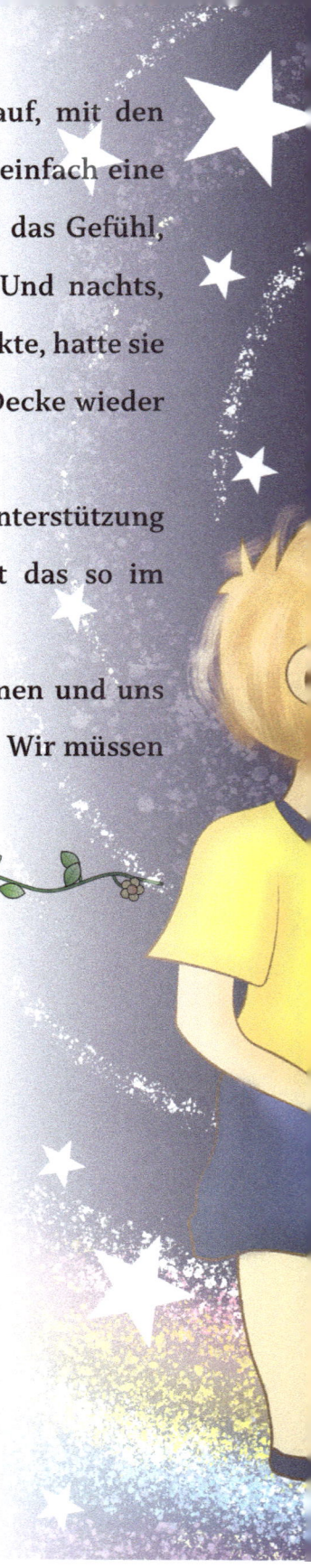

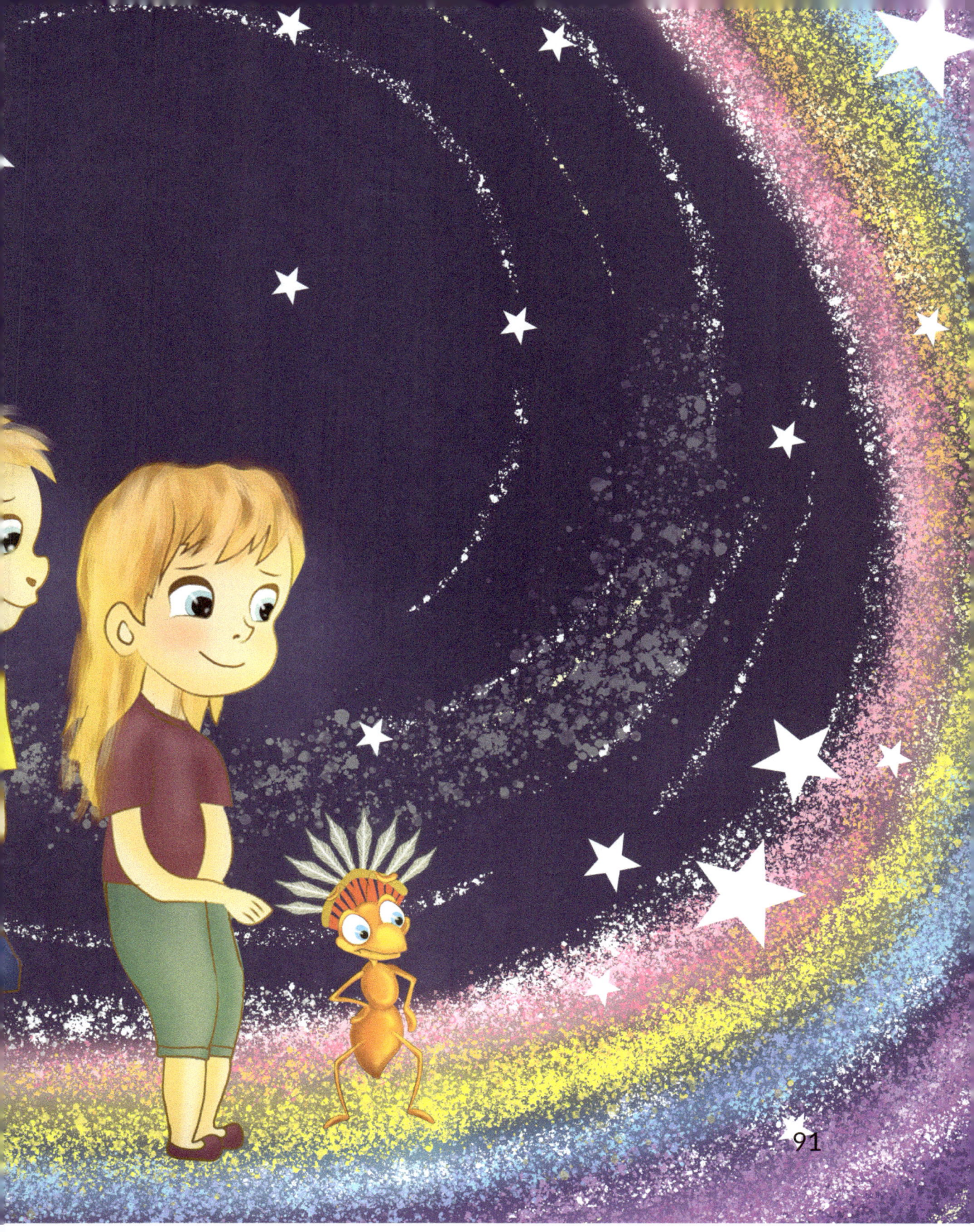

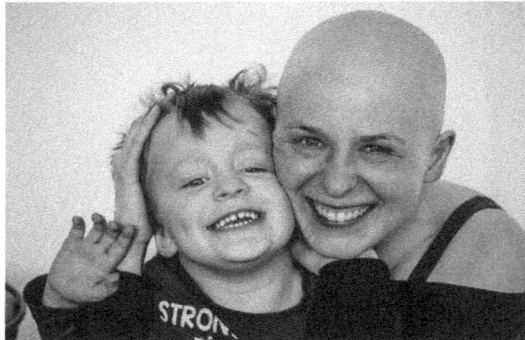

Die Autorin Mandy Falke erkrankte 2017 an Brustkrebs. Sie ist Mutter von drei kleinen Kindern. Die Frauenselbsthilfe nach Krebs veröffentlichte bereits eine ihrer Kindergeschichten. Ihre persönliche Erfahrung mit ihrer Krebserkrankung ist ebenfalls in Buchform erschienen. Durch die Kombination von eigenen wertvollen Erfahrungen und ihrem Fachwissen aus dem Psychologiestudium, ist es ihr möglich, diesem komplexen Thema gerecht zu werden.

Lightning Source UK Ltd.
Milton Keynes UK
UKHW050352131020
371109UK00012B/128

9 783949 090004